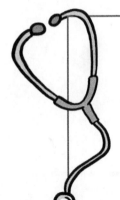

儿科临床
轻问诊指南

ERKE LINCHUANG QING WENZHEN ZHINAN

罗向阳　李栋方　主编

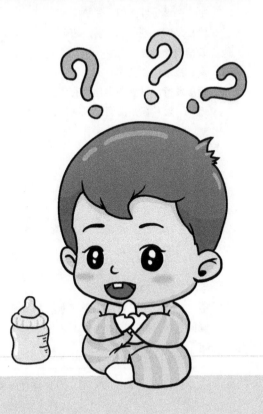

U0257065

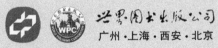

世界图书出版公司

广州·上海·西安·北京

图书在版编目（CIP）数据

儿科临床轻问诊指南 / 罗向阳，李栋方主编. — 广
州：世界图书出版广东有限公司，2022.1
ISBN 978-7-5192-8979-9

Ⅰ . ①儿… Ⅱ . ①罗… ②李… Ⅲ . ①小儿疾病 – 诊
疗 – 指南 Ⅳ . ①R72 – 62

中国版本图书馆 CIP 数据核字（2021）第 226965 号

书　　名	儿科临床轻问诊指南	
	ERKE LINCHUANG QING WENZHEN ZHINAN	
主　　编	罗向阳　李栋方	
责任编辑	刘　旭　黄庆妍	
装帧设计	青　玄	
责任技编	刘上锦	
出版发行	世界图书出版有限公司　世界图书出版广东有限公司	
地　　址	广州市海珠区新港西路大江冲 25 号	
邮　　编	510300	
电　　话	020-84460408	
网　　址	http://www.gdst.com.cn/	
邮　　箱	wpc_gdst@163.com	
经　　销	新华书店	
印　　刷	广东虎彩云印刷有限公司	
开　　本	710 mm × 1 000 mm　1/16	
印　　张	18.25	
字　　数	225 千字	
版　　次	2022 年 1 月第 1 版　2022 年 1 月第 1 次印刷	
国际书号	ISBN 978-7-5192-8979-9	
定　　价	69.00 元	

《儿科临床轻问诊指南》编委会

主　编：罗向阳　李栋方

副主编：梁立阳　覃丽君　何展文

编　委：孟　哲　李平甘　张丽娜　侯乐乐

　　　　吴若豪　李　宇　唐丹霞　陈雪贞

　　　　廖雄宇　刘祖霖　高俊山　李　静

　　　　檀卫平　陈晓瑜　张碧红　王海燕

　　　　徐宏贵

目录

➕ 一、孩子发热如何处理?

（一）定义

发热俗称发烧，是指由于致热原的作用使体温调定点上移而引起的调节性体温升高（超过 0.5 ℃）。每个人的正常体温略有不同，而且受许多因素（时间、季节、环境、月经等）的影响。通常腋窝体温（检测 10 min）超过 37 ℃可定为发热。

（二）问诊内容

1. 发热有多长时间了?

2. 如何波动? 有没有规律?

3. 有没有咳嗽、气促、呕吐、腹泻? 有没有皮疹、抽搐? 精神状况如何?

（三）分析

发热是儿科最常见的临床表现之一，其原因很多，最常见的是感染（包括各种细菌感染、病毒感染、支原体感染等），其中以病毒感染最为常见。发热的病程对判断发热的原因很有帮助，如果发热时间不长，那么通常是感染的可能性大，这时常伴有咳嗽、流涕等呼吸道感染的症状，或呕吐、腹泻、胃肠道功能改变的表现。如果孩子精神或意识差，或伴有抽搐，就得注意神经系统感染的可能。如果发热时间长（通常超过 2 周），就得注意特殊病原体感染，如结核、支原体感染等；其次是结缔组织病（即胶原病）、恶性肿瘤等。

（四）建议

发热对人体有利也有害。发热是疾病的一个标志，能使家长知道孩子身体有问题。发热时人体免疫功能明显增强，有利于清除病原体和促进疾病的痊愈。因此，孩子体温不太高、精神状态好的话，可通过多喝温开水来减少发热带来的不适感，并促进机体代谢，加速病原体排出。若体温过高（超过 38.5 ℃），则可给予退热药处理，如口服布洛芬。若伴随的症状重，则要做相应的对症处理。没有细菌感染证据的发烧不要随意使用抗生素。

如果发热时间长，或发热时伴随症状重，或孩子的精神状态差、烦躁不安，就得及时去医院就诊！

罗向阳

二、孩子咳嗽如何处理？

（一）定义

咳嗽是呼吸道疾病最常见的症状之一，是人体清除呼吸道内的分泌物或异物的保护性反射动作。

（二）问诊内容

1. 孩子咳嗽有多久了？

2. 如果咳嗽病程已有 2～3 周，那么是连续还是反复出现？

3. 是频繁咳嗽还是偶尔咳嗽几声？咳嗽剧烈吗？是不是痉挛性咳？有没有声音嘶哑？

4. 咳嗽有没有痰？有没有咳出血、发绀（脸色发黑）、气喘、气促？

5. 咳嗽前有没有异物吸入的可能？有没有进食时呛咳？

6. 有没有进食某种过敏的食物或吸入过敏气体、花粉等？

7. 家庭中或接触的人群中有没有类似咳嗽患者？

（三）分析

根据咳嗽时间长短，医学上可以将咳嗽分为急性咳嗽、亚急性咳嗽和慢性咳嗽。①急性咳嗽指3周以内的咳嗽。常见原因是急性呼吸道感染，包括病毒、细菌和支原体感染引起的急性上呼吸道感染、急性喉炎、急性支气管炎和肺炎等。②亚急性咳嗽持续时间超过3周，在8周以内。其原因较为复杂，可以见于支原体感染、过敏性咳嗽及气管异物等。③慢性咳嗽则持续时间超过8周，可持续数年，甚至持续数十年。慢性咳嗽的原因较为复杂，包括咳嗽变异性哮喘（过敏性支气管炎）、上呼吸道咳嗽综合征（过敏性鼻－支气管炎）、胃食道返流、嗜酸细胞增多性支气管炎、慢性支气管炎等。

咳嗽时间较长的，得分清是反复多次的发病，还是一整个病程的延续，前者是反复呼吸道感染的可能性大，又称"复感儿"。这可能是孩子抵抗力较差或过敏体质所致。而一次连续时间较长的咳嗽则可能是某种特殊病原体感染所致，或体内存在某种特殊病因，得上医院做相应的医学检查。

咳嗽本身是一个正常的呼吸道反射，可帮助排出分泌物或异物，有助于清除炎症，因此，偶尔的几声轻咳可以不用止咳处理。但若咳嗽剧烈，则可能影响孩子休息及其他生理功能，甚至可能继发气胸等并发症，须及时处理。伴有声音嘶哑的痉挛性咳嗽提示急性喉炎的可能，也要引起重视，及时处理，避免喉头水肿。咳嗽带有黄痰，提示呼吸道感染已转为细菌性，得针对性选用抗生素治疗。咳嗽伴有咳血，说明呼吸道黏膜血管受损。少量咳血先不要惊慌，但如果咳血量较多，或虽然量少但每每咳嗽都带有血痰，就得及时上医院查明病因。咳嗽若伴有面色发绀、气促、气喘，则提示有呼吸道通气障碍，应予以监测血氧饱和度，必要时给予吸氧等相关处理。咳嗽经积极处理反复不愈时要注意有无异物吸入，或过敏体质接触到相应的过敏原引发反复咳嗽的可能。

（四）建议

如果孩子咳嗽不重，那么可以给孩子先喝点温开水润润喉咙，竖着抱孩子拍拍背，让孩子好好休息。如果咳嗽时间短，稍剧烈，那么可以服用些适于儿童的清肺热的止咳药。如果咳嗽较重，或时间较长、超过 7 天，就得上医院做相应的检查，并给予综合的治疗。如果咳嗽 3 周以上，就得注意有无一些特殊的病原体感染，如支原体、链球菌、结核分枝杆菌等，并做相关的全面的检查，如胸部 X 线、支原体抗体、ASO（抗链球菌溶血素 O）、结核抗体等。长时间慢性咳嗽或反复迁延不愈的咳嗽，一方面，要注意孩子的抵抗力强弱及气道通畅等问题；另一方面，要注意孩子是否为过敏体质。这需到有资质的儿童呼吸专科就诊，做系统的诊治。

罗向阳

三、孩子气喘如何处理？

（一）定义

气喘是指主观上感到呼吸费力，吸入气不足，客观上表现为呼吸频率的加快及深度的变浅，并伴有呼吸辅助肌的参与，常伴有发绀。它既是症状，又属体征。由于呼吸系统解剖、生理方面的特点，儿童发生气喘较成人更为多见。由于各年龄期正常儿童呼吸频率不同，在判断有无气喘前，应先了解不同年龄期正常儿童的呼吸频率。（表1）

表1　不同年龄期正常儿童呼吸频率

年　龄	呼吸频率（次/分）
≤28天	40～45
～1岁	30～40
～3岁	25～30
～7岁	20～25
～14岁	18～20

（二）问诊内容

1. 气喘发生的时间及规律。

2. 有无伴随症状，如发热、咳嗽咳痰、咯血、发绀、水肿等？

3. 气喘发生的诱因。

4. 气喘起病急缓。

5. 气喘与体位变化、活动有无关系？

（三）分析

气喘是儿科常见的临床表现之一，引起气喘的原因繁多，根据发生机制及临床表现特点，将引起气喘的原因分为 5 种类型：肺源性、心源性、中毒性、神经精神性、血源性。其中最常见的原因是肺源性引起，如气道阻塞、肺部疾病、胸壁、胸廓、胸膜腔疾病等。此外，心源性，如心力衰竭；中毒性，如急性一氧化碳中毒；神经精神性，如癔症；血源性，如重度贫血等亦需考虑。

（四）建议

气喘是机体氧供需失衡的重要标志，使家长知道孩子可能存在缺氧。尽管引起气喘的原因各异，但初始的积极治疗是相同的，即开放气道、改善通气和供氧。若伴随的症状重，则需做相应的对症处理。如果气喘时间长，或其他伴随症状重，或孩子的精神状态差、烦躁不安，就得及时去医院就诊。

吴若豪

✚ 四、孩子鼻塞厉害怎么办?

（一）定义

鼻塞是指呼吸不通畅，鼻腔有异物堵塞感，为呼吸系统常见症状。生活中凡是能影响到呼吸通道宽狭的病变都能引起鼻塞。

（二）问诊内容

1. 孩子鼻塞有多长时间了？多于什么时候出现？是否与季节、天气有关？

2. 孩子鼻塞时有无其他伴随症状，如发热、头痛、喷嚏、流涕、咳嗽、流泪、呼吸费力、精神欠佳、睡眠时鼾音、全身皮疹？改变体位能否改善等？

3. 孩子鼻塞是否有明显诱因，如闻到特殊气味、特殊物品接触史、受凉等？

4. 孩子鼻塞严重程度如何，如单侧鼻塞或双侧鼻塞？是否为轻度鼻塞？有否呼吸不顺、呼吸费力或张口呼吸？

（三）分析

鼻塞是一种非特异性的临床表现。引起鼻塞的原因种类繁多，一般分为以下 2 种情况。

1. 鼻孔或鼻腔机械性堵塞。常见的如鼻腔多分泌物、鼻腔异物、鼻息肉、腺样体增生肥大及鼻腔肿瘤或外伤致鼻中隔偏曲。

2. 鼻腔黏膜水肿。由于鼻孔、鼻腔空间固定，鼻腔黏膜水肿会致鼻腔空间狭窄，引起呼吸不顺，多见于上呼吸道感染、过敏等疾病。该类原因引起的鼻塞大多数症状较轻，多伴随喷嚏、流涕等症状，且与体位有关（如站立位鼻塞缓解或侧卧位时对侧鼻腔阻塞缓解）。

婴幼儿鼻腔狭窄，鼻黏膜血管丰富，极易受外界因素刺激，出现鼻黏膜水肿、渗出，鼻涕增多，往往会因天气变化、上呼吸道感染或过敏时出现鼻塞症状；而年龄稍大的儿童，尤其是过敏体质的儿童，因反复的鼻部感染或长期炎症刺激，会引起腺样体肥大、增生，鼻黏膜肥厚等，从而引起鼻塞。此外，因鼻腔阻塞程度不同，鼻塞的严重程度不同，轻者仅表现为呼吸不顺，重者可表现为呼吸费力或张口呼吸。

（四）建议

鼻塞根据病因及严重程度不同而采取不同的处理方法。当孩子出现鼻塞症状时，家长应初步分析病因，并采取相应措施。若因鼻腔分泌物或异物堵塞鼻腔且位置较浅时，可自行取出异物缓解鼻塞。若孩子因鼻过敏、急/慢性鼻炎出现鼻塞时，家长应寻找并去除过敏原、适当使用抗过敏药物，保持室内空气新鲜，湿度、温度适宜，并多带孩子进行爬山、野游等户外运动，从而改善过敏体质。若孩子鼻塞症状严重，甚至影响正常呼吸时，应当及时就医，寻求专业帮助。

刘祖霖

五、孩子声音嘶哑怎么办?

（一）定义

声音嘶哑（声嘶）是指发音时失去了正常圆润、清亮的音质，变得毛、沙、哑、嘶，是喉部（特别是声带）病变的主要症状，多由喉部病变所致，也可因全身性疾病引起。声嘶的程度因病变的轻重而异，轻者仅见音调变低、变粗，重者发声嘶哑，甚至只能发出耳语声或失音。

（二）问诊内容

1. 孩子声嘶有多久了? 严重程度如何?

2. 孩子声嘶有无其他伴随症状，如颈部肿物、咳嗽、发热、咽痛、咽喉部异物感、吞咽困难、呼吸不顺畅、呼吸费力、气促等？

3. 孩子出现声嘶前有无明显诱因，如长时间讲话、高声叫喊、长时间哭闹、上呼吸道感染、异物吸入/吞入、颈部外伤等？

4. 孩子声嘶及其伴随症状情况如何变化，如急/慢性起病、进行性加重、逐渐减轻等？

（三）分析

正常发声时，环杓后肌及甲杓肌等喉内肌肉的收缩，使双侧声带内收并保持一定的张力，来自肺部的气流由声门下方向上冲击声带，使其振动发出声音。声音音调的高低与声带振动的频率密切相关，而声带的外形、张力、实际振动面积，以及声带边缘的接触面积等因素，则会影响声带振动的频率；声音的强度与声带振幅的大小和呼出气流的强弱有关，而声带本身的厚度、质量、弹性又可以影响声带的振动幅度。另外，声带边缘是否光滑、发音时两侧声带的闭合程度等都与发音的质量有关。因此，上述因素中任何一个方面出现异常，都可能会影响发音的质量而出现声音嘶哑。

引起的声嘶的常见病因多见于：

1. 声带炎症，如急/慢性喉炎、上呼吸道感染等。

2. 喉外伤，如咽喉部的挫伤、物理或化学烧伤、气管插管损伤和手术创伤，以及发声不当、有害气体（如甲醛、氨气等）引起的声带损伤等，均可引起不同程度的声音嘶哑。

3. 喉部的增生性疾病，如声带小结、声带息肉、肉芽肿、声带及喉室囊肿、喉的良/恶性肿瘤。

4. 喉肌肉、关节及神经性疾病，如重症肌无力、环杓关节炎、环杓关节脱位/固定、喉返及喉上神经麻痹。

5. 喉异物，嵌顿于声带与前庭的异物，最易引起声音嘶哑；声门下异物损伤或撞击声门，也可引起喉水肿导致声嘶。

6. 喉的先天性畸形，如先天性喉蹼、喉软骨畸形、先天性喉气囊肿及先天性声带发育不全等。

7. 喉外疾病，如甲状腺、纵隔、肺部肿瘤和手术导致的喉返神经损伤，脑血管意外、颅内肿瘤、脑外伤及手术后遗症、脑干病变等导致的中枢性声带运动异常。

（四）建议

声音嘶哑是一组非特异性的临床表现，多种疾病均可以引起声嘶；且因病因不同、严重程度及伴随症状的不同，声嘶对孩子的影响不同，轻者可仅表现为短时间的声音嘶哑，重者可表现为失声、喉头水肿、呼吸费力，甚至窒息、死亡。因此，当孩子出现声嘶时，家长应当及时分析原因并采取相应措施。若孩子是发音不当或长时间哭闹等原因引起的声嘶，家长应当及时避免孩子过度发音，并予以多饮水、使用清咽合剂或局部使用咽喉喷剂等方式减轻声嘶症状；若孩子是因外伤、异物吸/吞入、伴随呼吸费力、气促、发热等全身症状或原因不明引起的声嘶，长时间不能缓解时应当立即就医，避免病情进一步加重，危及生命。

刘祖霖

✚ 六、孩子经常头痛要紧吗？

（一）定义

头痛是儿科临床常见的症状之一，通常将局限于头颅上半部，包括眉弓、耳轮上缘和枕外隆突连线以上部位的疼痛统称头痛。在儿科，许多患儿由于年幼而不能准确表达疼痛范围、疼痛性质，有时候仅表现为哭闹伴摇头、打头，甚至撞头；有时候把其他的不舒服，如头晕都说成头痛。这需要医生、家长仔细观察判断。

（二）问诊内容

1. 头痛有多长时间了？多在什么时候、什么状态下发生？

2. 有没有诱因，如外伤、睡眠障碍、情绪影响等？

3. 头痛部位是在哪里？头痛剧烈程度如何？是什么性质的，胀痛、跳痛（搏动性疼痛）还是闪电样痛？

4. 有没有感冒症状？有没有伴有呕吐？

5. 有没有意识精神改变？

（三）分析

引起头痛的病因很多，大致可分为颅脑病变、颅外病变、全身性疾病和神经官能症。颅内外的炎症、占位及血管病变均会引起头痛；全身性疾病导致脑血管张力改变或神经递质信号改变也会引起头痛。因此，在仔细观察确定孩子存在头痛后，要根据症状的发生时间和发生方式来分析判断头痛的原因。

1. 急性头痛：多见于急性上呼吸道感染、急性鼻窦炎、脑膜脑炎、颅内出血等。

2. 亚急性头痛：要注意结核性脑膜炎、鼻窦炎、颅内占位病变等。

3. 慢性头痛：多见于紧张性头痛、精神性头痛、代谢病所致头痛、慢性中毒所致头痛、颈部病变所致头痛等。

4. 复发性头痛：多见于偏头痛、头痛型癫痫、丛集性头痛、精神性头痛等。

病程不长的急性起病可以是感冒症状之一，但如果头痛剧烈就得先排除颅内病变。有头颅外伤史的头痛得认真观察排除颅内出血可能。伴有发热、呕吐及意识状态改变的头痛要注意有无颅内感染。

（四）建议

由于头痛的病因多种多样，针对不同病因进行针对性治疗是缓解和治疗头痛的关键。临床上遇到头痛患儿时要先考虑头痛的病因，以避免发生误诊和耽搁对系统疾病的治疗；对于突发的剧烈头痛，特别是伴有呕吐的孩子，要及时上医院做相应检查，如头颅 MRI 等排除病因；对于考虑颅内感染的患儿，要及时进行抗感染治疗；而对于考虑感冒引起的头痛只需让孩子休息、多喝开水，对症处理就可以了。一些复合因素引起的头痛，也需要充分考虑到其病因，以综合治疗，如对于精神性头痛患儿，要了解其生活环境、作息习惯、学习情况，对存在的不良因素进行针对性化解。对于视疲劳引起的头痛，除了及时治疗眼疾外，还要对患儿的看书学习姿势和用眼习惯进行指导。总之，孩子头痛是否"要紧"关键看由什么原因所致，如果原因明确，就对因治疗。如果通过仔细观察，系统检查都没有发现明确的病灶，孩子状况又好，就无需过度紧张，做相应的对症处理即可。

罗向阳

🏥 七、孩子腹痛如何处理?

(一)定义

腹痛是临床极其常见的症状。多数由腹部脏器疾病引起,但腹腔外疾病及全身性疾病也可引起。腹痛的性质和程度,既受病变性质和刺激程度的影响,也受神经和心理因素的影响。

(二)问诊内容

1. 起病有无原因或诱因,如有无外伤史、有无暴饮暴食?

2. 发作急缓程度如何?病程多久了?具体疼痛部位、性质、范围、发生时间(餐前或餐后),和进食、体位有无关系?有无腹泻、便秘、恶心呕吐、反酸、血尿?皮肤、巩膜有无黄染?有无月经来潮?

3. 发病以来饮食、睡眠、大小便、体重变化情况如何?

4. 发病以来是否到医院检查过?曾做过哪些检查和治疗?治疗是否有效?

5. 既往是否有类似发作史?有无不洁食物史、腹部病史、结石史、手术史?

(三)分析

临床上一般将腹痛按起病缓急、病程长短分为急性腹痛和慢性腹痛。

急性腹痛病因:①腹部器官急性炎症;②空腔脏器阻塞或扩张;③脏

器扭转或破裂；④腹膜炎症；⑤腹腔内血管阻塞；⑥腹壁疾病；⑦腹腔疾病所致的腹部牵涉性痛；⑧全身性疾病所致的腹痛。

慢性腹痛病因：①腹腔脏器慢性炎症，如慢性胃炎、十二指肠炎等；②消化道运动障碍，如功能性消化不良等；③胃、十二指肠溃疡；④腹腔脏器扭转或梗阻；⑤脏器包膜牵张；⑥中毒与代谢障碍；⑦肿瘤压迫及浸润。

急性阑尾炎在儿童中也十分常见，急性阑尾炎开始时孩子感觉胃疼或肚脐周围疼，数小时后才转为右下腹部疼痛。用手按其右下腹时会加剧孩子的哭闹，还常伴有恶心及呕吐等症状，然后出现发烧，体温可升高达 39 ℃左右。腹痛一般不太剧烈，但孩子常常蜷曲着右腿卧床或弯着腰走路，如果孩子还不能用语言来表达疼痛的话，那么他的哭闹也与平时不一样，会蜷缩着身体，并且出冷汗。哭闹如果超过 3 h 以上，家长应怀疑是否有患阑尾炎的可能。除腹痛之外，还会伴有以下症状：① 恶心、呕吐：大多数患儿伴有呕吐，呕吐物多为未消化的食物；②发烧：大多数患儿在腹痛出现后不久开始发烧，也有表现为哭闹与发烧同时出现；③怕揉肚子：患儿怕家长或医生用力按压右下腹，该处腹壁肌肉发紧，患儿拒绝大人揉按腹部。也有些患儿症状不典型，如一开始就腹泻，很像肠炎。

小儿阑尾炎的发展较快，时间稍长有阑尾穿孔造成化脓性腹膜炎的可能，会危及孩子的生命，如果发现孩子出现以上症状，应尽快送孩子去医院。

另外，由于急性阑尾炎常伴有发烧，所以腹痛不典型的患儿易被家长误认为是感冒、腹泻，应该引起注意，仔细观察。

（四）建议

小儿腹痛是儿科常见病症，如果孩子出现腹痛症状伴随症状重，或孩子的精神状态差、烦躁不安，家长应该尽快送孩子去医院就诊。由于引起腹痛的原因较多，家长在送孩子就诊时要注意观察孩子的症状，千万不要随意给孩子使用止痛药，否则就会掩盖发病时的症状，影响医生对病情的观察，延误诊断和治疗。

陈雪贞

八、孩子呕吐怎么办？

（一）定义

呕吐是小儿时期常见的临床症状，不同年龄不同种疾病均可引起呕吐。由于食管、胃或肠道呈逆蠕动并伴有腹肌强力痉挛和收缩，迫使食道和胃内内容物从口和鼻涌出。呕吐可以是独立的症状，也可以是原发病的伴随症状。单纯呕吐会把吃进过多的生、冷食物及腐败有毒食品吐出来，是机体的一种保护功能。遇到孩子出现呕吐不要惊慌，要观察病情，正确护理。

（二）问诊内容

1. 起病有无原因或诱因？

2. 发作急缓（持续性或间歇性），呕吐病程、程度、频率，呕吐物的量、颜色、气味、性状，呕吐的前驱症状（恶心）如何？是否突发性喷射性呕吐？呕吐与进食的关系如何？有无腹泻、腹胀、发热、寒战、食欲不振、消化不良、消瘦乏力？有无皮肤、巩膜黄染？有无头痛、头晕、意识障碍？

3. 发病以来饮食、睡眠、大小便及体重变化。

4. 发病以来是否到医院检查过，曾做过哪些检查和治疗？治疗是否有效？

5. 既往有无类似病史？既往有无不洁食物史、传染病接触史、头部外伤史、腹部手术史？有无消化系统性疾病、肝肾疾病？有无服药史及药物过敏史？

（三）分析

引起小儿呕吐的病因很多。

1. **消化道梗阻性呕吐**

可由先天性消化道畸形或某些后天性疾患使消化梗阻所致。

（1）在新生儿期出现呕吐可能有食管闭锁、胃扭转、幽门痉挛、幽门前瓣膜、十二指肠闭锁或狭窄环状胰腺、肠旋转不良、空回肠闭锁或狭窄、直肠肛门畸形（包括肛门闭锁或狭窄等）、消化道重复畸形及胎粪性腹膜炎。

（2）婴幼儿期肠道阻塞性呕吐可因先天性幽门狭窄、贲门迟缓消失或贲门痉挛、肠套叠和后天性肠扭转。

（3）儿童时期呕吐可因肠壁外压迫、胎粪性腹膜炎后遗粘连、十二指肠前门静脉肠系膜裂孔疝、嵌顿性腹股沟斜疝或横膈疝等症状或疾病引起。

2. **感染性呕吐**

上呼吸道感染、肺炎及胃肠道的感染引起。

3. 中枢神经系统疾病引起的呕吐

各种脑炎、脑膜炎、脑出血、脑肿瘤及颅内高压。

4. 营养及代谢性紊乱

婴儿脚气病、尿毒症、代谢性酸中毒、糖尿病酮症酸中毒。

5. 前庭功能紊乱

美尼尔综合征。

6. 药物及毒物刺激胃肠道。

7. 其他

周期性呕吐、再发性呕吐。

（四）建议

1. 查清病因，治疗原发病，在此基础上采用对症治疗。

（1）呕吐的患儿应采取侧卧位或坐位，吐后要用温开水漱口。给患儿少量果汁、淡盐水喝。若因饮食不节引起者，则应休息、减少进食。

（2）呕吐停止或减轻后，可给予少量、微温易消化食物或米汤等流质饮食。

（3）若精神反应差、烦躁不安，则应该尽快送孩子去医院就诊。

（4）有脱水或电解质紊乱者，应及时按需补液和纠正电解质紊乱。

（5）呕吐频繁者须予以止吐剂、镇静剂，如苯巴比妥、氯丙嗪、多潘立酮，慎用甲氧氯普胺。

（6）解痉药物，如颠茄合剂、阿托品、山莨菪碱、普鲁本辛、1%~2%普鲁卡因。

2. 加强预防

（1）新生儿、婴儿哺乳不宜过急，哺乳后竖抱小儿身体，让其趴在母亲的肩上，轻拍背部至打嗝。

（2）注意饮食宜定时定量，避免暴饮暴食，不要过食煎炸肥腻食品及冷饮。

（3）注意饮食卫生，不吃脏的、腐败的食物。

（4）加强体育锻炼，增强身体抵抗力，防止病毒及细菌的感染。

陈雪贞

九、孩子腹泻如何处理？

（一）定义

腹泻是指排便次数增多，粪质稀薄，或带有黏液、脓血或未消化的食物。若解液状便，每日 3 次以上，或每天粪便总量大于 200 g，其中粪便含水量大于 80%，则可认为是腹泻。腹泻病，是一组有多种病原、多因素引起的以大便次数增多和大便性状改变为特点的消化道综合症。是我国婴幼儿最常见的疾病之一。6 个月至 2 岁婴幼儿发病率高，1 岁以内约占半数，是造成儿童营养不良、生长发育障碍，甚至死亡的主要原因之一。

（二）问诊内容

1. 起病有无病因或诱因，有无不洁食物史？

2. 起病缓急、病程、性质（持续性、间歇性、复发性）如何？大便的次数、量、性状、颜色如何？是否有寒战高热、腹痛、直肠的刺激症状（里急后重）、恶心呕吐、腹胀及脱水症状？

3. 发病以来的饮食、睡眠、大小便及体重变化。

4. 发病以来是否到医院检查过，曾做过哪些检查和治疗？治疗是否有效？

5. 既往有无类似病史？近期有无腹泻病人接触史？有无消化系统疾病？有无服泻药史、流行病学史、胃肠手术史？

（三）分析

引起婴幼儿腹泻病的病因分为感染性及非感染性。

1. 感染因素

（1）肠道内感染

可由病毒、细菌、真菌、寄生虫引起，以前两者多见，尤其是病毒。

①病毒感染：寒冷季节的小儿腹泻 80% 由病毒感染引起。病毒性肠炎主要病原为轮状病毒，其次有诺如病毒、星状病毒、柯萨奇病毒、埃可病毒、冠状病毒等。

②细菌感染：A. 致腹泻大肠杆菌，包括致病性大肠杆菌、产毒性大肠杆菌、侵袭性大肠杆菌、出血性大肠杆菌及黏附-聚集性大肠杆菌。B. 弯曲菌，与肠炎有关的弯曲菌属有空肠型、结肠型和胎儿型 3 种，95%～99% 弯曲菌肠炎是由胎儿弯曲菌及空肠弯曲菌引起的。C. 其他，包括耶尔森菌、沙门菌（主要为鼠伤寒和其他非伤寒、副伤寒沙门菌）、嗜水气单胞菌、艰难梭菌、金黄色葡萄球菌、铜绿假单胞菌、变形杆菌等。

③真菌：致腹泻的真菌有念珠菌、曲霉菌、毛霉菌等。婴儿以白色念珠菌多见。

④寄生虫：常见为蓝氏贾第鞭毛虫、阿米巴原虫和隐孢子虫等。

（2）肠道外感染

常见于上呼吸道感染、支气管肺炎、中耳炎等，可引起消化功能紊乱，亦可产生腹泻症状，即症状性腹泻。年龄越小越多见。腹泻不严重，大便性状改变轻微，为稀糊便，含少许黏液，无大量水分及脓血，大便次数略增多，可随着原发病的好转腹泻症状渐消失。

（3）使用抗生素引起的腹泻

常表现为慢性、迁延性腹泻。长期使用广谱抗生素，一方面会使肠道有害菌，如耐药金黄色葡萄球菌、艰难梭菌、铜绿假单胞菌等大量繁殖，另一方面会使双歧杆菌等有益菌减少，微生态失衡而出现腹泻，大便的性状与细菌侵袭的部位有关，病情可轻可重。

2. 非感染因素

（1）饮食护理不当：多见于人工喂养儿。喂养不定时、不适当或以淀粉类食品为主食，或饮食中脂肪过多以及断奶后突然改变食物品种，均能引起轻至中度腹泻（消化不良）。大便为稀薄或蛋花汤样，无脓血和酸臭味，如不及时控制，易并发肠道感染。

（2）过敏性腹泻，如对牛奶或大豆制品过敏而引起的腹泻。

（3）原发性或继发性双糖酶（主要是乳糖酶）缺乏或活性降低，导致肠道对糖吸收不良而引起的腹泻。

（4）气候因素：气候突然变化、腹部受凉使肠蠕动增加；天气过热，消化液分泌减少或由于口渴饮奶过多等都可以诱发消化功能紊乱导致腹泻。

（四）建议

治疗原则：继续进食，合理调配，维持营养；迅速纠正水、电解质平衡紊乱；控制肠道内外感染；对症治疗加强护理、防治并发症；避免滥用抗生素。

1. 饮食治疗

（1）继续母乳喂养，鼓励进食。

（2）人工喂养儿年龄<6个月者，可继续喂养日常食用的奶或奶制品；>6个月者给予平日习惯的日常饮食（如粥、面条、稀饭等，可给一些新鲜水果汁或水果以补充钾），避免不易消化的食物。

（3）腹泻严重或呕吐严重者，可暂禁食4~6 h，但不应禁水。禁食时间≤6 h，应尽早恢复饮食。

2. 液体治疗

（1）预防脱水。从患儿腹泻开始，就给予口服足够的液体以预防脱水。母乳喂养儿应继续母乳喂养，并且增加喂养的频次及延长单次喂养的时间；混合喂养的婴儿，应在母乳喂养基础上给予ORS（口服补液盐）或其他清洁饮用水；人工喂养儿选择ORS，或食物基础的补液如汤汁、米汤水和酸乳饮品，或清洁饮用水。建议在每次稀便后补充一定量的液体（<6个月者，50 mL；6个月~2岁者，100 mL；2~10岁者，150 mL；10岁以上的患儿能喝多少给多少）直到腹泻停止。

（2）轻中度脱水者。可给予 ORS，用量（mL）= 体重（kg）×（50～75）。4 h 内服完；密切观察患儿病情，并辅导母亲给患儿服用 ORS。

以下情况提示口服补液可能失败：①持续、频繁、大量腹泻 [>10～20 mL/（kg·h）]，②ORS 液服用量不足，③频繁、严重呕吐；如果临近 4 h，患儿仍有脱水表现，要调整补液方案。4 h 后重新评估患儿的脱水状况，然后选择适当的方案。

（3）中重度脱水者。需要住院给予静脉补液。第一个 24 h 补液总量包括累积损失量、继续损失量、生理需要量 3 部分。

①补充累积损失量：

A. 液体量：根据脱水的程度，轻度 30～50 mL/kg；中度 50～100 mL/kg；重度 100～120 mL/kg。

B. 液体种类：根据脱水的性质，等渗性补 1/3～1/2 张，低渗性补 2/3 张，高渗性补 1/3～1/5 张。

C. 具体方案：可参见表 2。轻度脱水和中度脱水不伴循环障碍者若吐泻严重，则必须静脉补液，输液速度应于 8～12 h 内补入。中度脱水伴循环障碍和重度脱水者应分 2 个步骤：a. 扩容阶段给予 2∶1 等张液或生理盐水，按 20 mL/kg，于 30～60 min 内快速滴入，适用于任何脱水性质的患儿。b. 补充累积损失量，扩容后根据脱水的性质选用不同的液体，并扣除扩容量后静脉滴注，7～11 h 内补入。

表2　不同程度脱水补液方案

程　度	累积损失量	继续损失量	生理维持量
轻度脱水	量：30～50 mL/kg； 时长：8～12 h内补入； 种类：1/2张或ORS	量：丢多少补多少或每日30 mL/kg； 时长：12～16 h内补入； 种类：1/2张3∶2∶1液或ORS（稀释后）	量：每日60～80 mL/kg口服或输液； 时长：12～16 h补入； 种类：1/5张，4∶1液
中度脱水	量：50～100 mL/kg； 时长：8～12 h内补入； 种类：1/2张或ORS	同　上	同　上
重度脱水	量（扩容）：20 mL/kg； 时长：30～60 min； 种类：等张液（2∶1等张液或生理盐水）； 量（扣除扩容）：100～120 mL/kg； 时长、种类：同中度脱水静脉补液	同　上	同　上

②补充继续损失量：根据腹泻或呕吐中丢失水分的量补充，原则是丢多少补多少，一般是每日 10～40 mL/kg。给 1/2～1/3 张液体，在 12～16 h 内补入。

③补充生理需要量：液体为每日 60～80 mL/kg。尽量口服，如不够，则给予 1/5 张生理维持液静脉输入。在 12～16 h 内补入。

（4）纠正酸中毒。一般主张当血气分析的 PH < 7.3 时用碱性药物。所需补充的碱性溶液（mmol）= 剩余碱（BE）负值 × 0.3 × 体重（kg），因 5% 碳酸氢钠 1 mL = 0.6 mmol，故需 5% 碳酸氢钠量（mL）=（−BE）× 0.5 × 体重（kg）。一般将碳酸氢钠稀释成 1.4% 的溶液输入；先给予计算量的 1/2，复查血气后调整剂量。

（5）补钾。每日需要量 3～5 mmol/kg。应见尿补钾，静脉滴注浓度 <0.3%，24 h 均匀输入，营养不良儿、长期腹泻儿及重度脱水儿，尤其应注意补钾。

（6）低钙和低镁的纠正。一般无须常规补充，但合并营养不良及佝偻病时应给予注意，补液中如出现抽搐可给予 10%葡萄酸钙每次 1～2 mL/kg，最大≤10 mL，加等量葡萄糖静脉缓注，如无效应考虑低镁的可能，可给 25%硫酸镁每次 0.1 mL～0.2 mL/kg，深部肌内注射，每日 2～3 次。症状缓解后停用。

（7）第二天的补液。主要补充继续损失量、生理需要量，补钾和供给热量，尽量口服，不足者可静脉补液。

3. 控制感染

病毒性肠炎一般不需用抗生素。细菌性肠炎根据病原，选择抗生素，或根据药敏试验结果调整。大肠杆菌选阿莫西林、庆大霉素口服片、多黏菌素 E，重症用三代头孢菌素。鼠伤寒沙门氏菌口服阿莫西林，重症用三代头孢菌素。空肠弯曲菌，用大环内酯类。金黄色葡萄球菌肠炎用苯唑西林、万古霉素。真菌性肠炎停用抗生素，口服制霉菌素。

4. 对症治疗

（1）止泻

蒙脱石散剂，<1 岁每次 1 g，1～2 岁每次 2 g，>2 岁每次 3 g，冲水 20～50 mL 口服，每日 3 次。

（2）改善肠道微生态环境

可以应用乳酸杆菌、粪链球菌、蜡样芽孢杆菌等微生态制剂。

（3）其他

助消化：可用胃蛋白酶合剂、多酶片等。止吐：多潘立酮，每日 3 次。

减轻腹胀：应明确原因后对症处理，可用肛管排气方法；中毒性肠麻痹所致腹胀可用酚妥拉明，静注，间隔 4～6 h 可重复使用。

5. 补锌

急性腹泻病患儿能进食后即予以补锌治疗，大于 6 个月的患儿，每天补充含元素锌 20 mg，小于 6 个月的患儿，每天补充元素锌 10 mg，共 10～14 天。元素锌 20 mg 相当于硫酸锌 100 mg，葡萄糖酸锌 140 mg。

6. 迁延性和慢性腹泻的治疗

因迁延性和慢性腹泻常伴有营养不良和其他并发症，病情较为复杂，必须采取综合治疗措施：

（1）病因治疗：避免滥用抗生素，避免肠道菌群失调。

（2）预防和治疗脱水，纠正电解质及酸碱平衡紊乱。

（3）积极营养补给

①继续母乳喂养。

②人工喂养儿应调整饮食。小于 6 个月婴儿用牛奶加等量米汤或水稀释，或用发酵奶（即酸奶），也可用奶-谷类混合物，每天喂 6 次，以保证足够热卡。大于 6 个月的婴儿可用已习惯的平常饮食，如选用加有少量熟植物油、蔬菜、鱼肉末或肉末的稠粥、面条等，由少到多，由稀到稠。

③碳水化合物不耐受（也称糖原性腹泻）采用去双糖饮食，可采用豆浆（每 100 mL 鲜豆浆加 5～10 g 葡萄糖）、酸奶、低乳糖或不含乳糖的奶粉。

④过敏性腹泻应改用其他饮食。有些患儿在应用无双糖饮食后腹泻仍不改善时，需考虑蛋白质过敏（如牛奶或大豆蛋白过敏）的可能性，改用其他饮食。

⑤要素饮食。是肠黏膜受损的患儿最理想的饮食，由氨基酸、葡萄糖、中链甘油三酯、多种维生素和微量元素组成。即使在严重肠黏膜受损和消化酶缺乏情况下仍能吸收与耐受，应用浓度和量根据患儿临床状态而定。

⑥静脉营养。少数严重患儿不能耐受口服者，可采用静脉营养。推荐方案：脂肪乳每日 2～3 g/kg，复方氨基酸每日 2～2.5 g/kg，葡萄糖每日 12～15 g/kg，电解质及微量元素适量，液体每日 120～150 mL/kg，热卡每日 209～376 J/kg（50～90 cal/kg）。通过外周静脉输入（最好用输液泵控制输液速度），好转后改为口服。

陈雪贞

➕ 十、孩子腹胀怎么办?

（一）定义

腹胀即腹部膨隆，可由于肠腔、腹腔内积气、积液，腹内巨大肿物或腹肌无力引起，小儿腹胀多以气胀最常见。

正常人胃肠道内存在一定量的气体，气体多位于胃与结肠内，小肠腔内气体较少，当胃肠道内积聚过量的气体时，称为腹部胀气。

（二）问诊内容

1. 腹胀多长时间？什么时候腹胀症状最明显？

2. 腹胀之前有没有吃什么不干净或难消化的食物？有没有暴饮暴食？有没有饮食习惯不规律？

3. 有没有发热？有没有伴随嗳气、恶心、呕吐、腹痛？大便正不正常？

4. 腹胀的部位在哪？按压腹部时小孩有没有明显疼痛和抗拒？小孩腹部有没有哪个部位明显鼓起来？

5. 有没有肛门排气？有没有哪种姿势可以减轻腹胀症状？排便后腹胀不适症状有没有减轻？

6. 胃口、精神状况如何？

（三）分析

腹胀是一种临床症状，在正常情况下，2岁以上小儿与成人一样，除胃与结肠外，小肠内均无气体，新生儿小肠内正常均应充气，无积气则多为病理现象。严重的腹胀可影响呼吸，不能平卧。导致腹胀的疾病甚多，引起儿童腹胀的常见疾病大致有以下几种：糖类消化不良、功能性消化不良、肠梗阻、肠易激综合征、慢性胰腺炎等。引起腹胀的机制如下：

1. 吞咽大量气体：因反复嗳气、恶心或吞咽唾液等而同时吞入大量的空气。在某些病理情况下，如肠梗阻时，患者因腹痛而致腹式呼吸减弱，使得呼吸加快，大量空气随呼吸加快而经口进入胃肠道。

2. 胃肠道梗阻：当胃肠道有梗阻性病变（幽门梗阻、完全性或不完全性肠梗阻等）存在时，因气体从肛门排出体外发生障碍，而导致气体在胃肠道内积聚。

3. 食物发酵作用：①摄入大量含糖类（淀粉类）较多的食物，如山芋、土豆、红薯、南瓜、莲藕、玉米及豆类食物等。②胃排空障碍或幽门梗阻时，食物在胃内贮留，可使食物发生酵解而产气过多。在缺乏胃酸的情况下更为显著。③胆汁、胰酶或小肠肽酶分泌不足时，可影响糖与脂肪的消化与吸收，使食物发生酵解，产生大量的气体。

4. 药物作用：服用过量的碳酸氢钠、碳酸钙等药物后，可在胃内产生二氧化碳而导致腹胀。应用大量的抗生素后，如肠道正常细菌受抑制、肠道菌群发生改变后可导致食物发酵而产气过多。

5. 幽门螺杆菌感染：胃内感染幽门螺杆菌（HP）后，可影响胃肠道的运动功能，表现为胃排空延迟与餐后胃收缩运动减弱，因此，使胃肠内气体排泄延迟而出现腹胀。

6. 胃肠运动功能调节紊乱：胃肠运动功能通常受到中枢神经系统、周围神经系统（交感与副交感神经）及肠神经系统的调节，当以上神经系统发生病变或功能障碍时，胃肠运动的调节即受到影响，如脑干肿瘤等神经系统病变可影响肠道神经系统中的胆碱能神经，致使肠道运动发生紊乱。此外，肠道平滑肌病变（如进行性系统性硬化症、进行性肌病、淀粉样变性等）、肌间神经丛病变（如小肠憩室病、小肠发育不良等）都能导致肠道运动功能障碍。假性肠梗阻的病因多与肠平滑肌病变、肠肌间神经丛病变等有密切关系，此外，肠平滑肌与肌间神经丛病变时，肠黏膜吸收气体亦明显减少。

7. 气体自血液弥散入胃肠道的量增多：多见于肠壁或肠系膜血液循环有障碍者，例如肠系膜血管栓塞或血栓形成、充血性心力衰竭等，同时也伴有肠黏膜吸收气体障碍。

（四）建议

孩子反复出现腹胀症状，建议到医院就诊，必要时完善大便常规、生化、肝功能、腹平片、B超、胃肠镜等相关检查，进一步明确病因。尤其为机械性肠梗阻引起的腹胀必须早期诊断,及时手术,解除梗阻。在未能完全明确诊断之前,为了减轻患儿的腹胀,可采用以下对症治疗措施:

1. 调整饮食,尽可能地少食易产气的食物,如高糖食物、豆类或牛奶等。

2. 可应用胃肠促动力剂,如多潘立酮:每次 0.3 mg/kg,餐前 15~30 min 口服,每日 3 次。

3. 可酌情使用缓导泻剂,如乳果糖,以利于肠道聚集的气体随粪便一起排出体外。

廖雄宇

十一、孩子食欲不振怎么办?

(一)定义

食欲不振是指进食的欲望降低。完全的不思进食则称厌食。厌食症是指排除全身性和消化道器质性疾病,较长时间的食欲减退或消失,食量减少或拒食的一种常见病症。严重者可造成营养不良及多种维生素与微量元素缺乏,影响小儿的体格和智力发育。

(二)问诊内容

1. 孩子什么时候开始出现食欲不振? 持续多长时间了?

2. 进食时会不会伴随恶心、呕吐、腹痛等胃肠道症状? 大便如何?

3. 饮食习惯跟饮食结构怎样？有没有饥饱不均？有没有暴饮暴食？有没有常吃生冷食物等？是不是零食吃多了？

4. 有没有什么急慢性疾病？有没有吃什么药？

5. 最近有没有换新环境？孩子是不是不适应所在的环境、气候？孩子最近上学压力是不是很大？有没有注意休息？

6. 孩子有没有查过微量元素？有没有微量元素的缺乏？小时候有没有及时添加辅食？

7. 有没有吃过杜虫药？有没有做过什么检查或经过什么治疗？

8. 孩子食欲不振后，生长发育如何？精神状况如何？

（三）分析

孩子食欲不振，是一种摄食行为异常的表现，临床可伴或不伴胃肠道功能的异常。其病因除与急慢性感染性疾病及药物影响有关外，还与喂养方式、饮食习惯、精神心理、社会环境、自然环境等因素有关。儿童食欲不振常见原因有：

1. 饭前的剧烈运动，抑制了视丘下的食欲中枢，胃口自然不开，多见于好玩儿童。

2. 孩子饮食无定时，给吃零食过多，使食欲中枢长期受到刺激，而后转入抑制状态。

3. 因偏食造成某些稀有元素（如锌、铜、铁、钙）缺乏，致使参与机体组织代谢的酵素失去活性，食欲自然不好。

4. 家长对孩子活动限制过度。因运动量太少，机体能量消耗量过少，缺乏饥饿感而不想吃。

5. 父母对进食量较小的孩子，强迫进食，甚至采取打骂等过激手段，造成心理压抑，食欲反而下降。

6. 有些孩子患有各种慢性疾病或肠寄生虫病，而未加以适当治疗处理。

（四）建议

首先要了解孩子食欲不佳的原因，然后针对这些原因，配以相应的措施，以及合理的膳食。这样才能打开孩子的胃口，提高他们的食欲。

1. 疾病因素：许多疾病通常会先表现出或伴有食欲的减退。孩子身体不适时，常会有不同程度的食欲不振，引起孩子食欲不振的最常见因素是感冒，胃肠道疾病或是其他消化系统疾病。

出现食欲不振时，应该先观察下孩子的精神状态，以及其他各方面与平时相比有无异常表现。生病时，身体常会发出一些"警示信号"，家长应细心捕获，从而做到早发现，早治疗，早康复。在饮食上注意以清淡为主，饮食多样化。

2. 营养和微量元素缺乏：孩子营养不良，微量元素缺乏，或是元素铅有超标，中毒等都会造成孩子的食欲不振。

定期为孩子进行检查，可以及时发现孩子健康和营养方面的问题，尤其是维生素和微量元素早期缺乏时，单凭肉眼及经验很难判定，需要依靠检测来明确，并进行早期干预。很多妈妈会选择专为孩子"量身定做"的营养品，如儿童维生素咀嚼片等来补充孩子每日所需维生素，长期服用可以有效解决孩子因为缺乏营养和微量元素而导致的食欲不振。

3. 咀嚼能力：儿童的咀嚼能力影响着食欲，孩子吃东西总是将食物含在口内无法下咽，或尚未经过充分咀嚼就吞咽，会导致消化不良，出现食欲不振。

对于咀嚼能力较弱的孩子，可以进行咀嚼能力训练。较小的孩子可以给予拇指大的食物，而较大的孩子，可以给北方烙的大饼、干馒头片，经常让孩子拿着咬食来练习咀嚼能力。

4. 喂养不当：因为总担心孩子吃得不够饱，营养跟不上，生长发育会落后于其他的孩子，所以有些家长常会给孩子喂过多的食物。不当的喂养方式必然会使得胃肠负担加重，造成胃肠功能紊乱，导致食欲不振。

孩子脾胃较弱，喂食过饱极易伤着脾胃，出现消化不良，食欲不振。对孩子食欲不振，在合理喂养的同时，可以采用补充益生菌的方法帮助改善。

5. 零食过多：科学安排健康的零食，也是孩子营养的来源之一。但如果安排不合理或是零食选用不当，过多地给孩子零食，餐前给甜食等等，就会影响孩子的正餐饮食，使孩子出现食欲不振。

带孩子挑选环保、造型可爱的餐具，选择新鲜的应季水果、富含益生菌的食物、坚果作为主要零食，并注意适宜的食用量。在进餐前半小时，不要给零食，尤其是甜度过高的蛋糕等甜食，对所谓的垃圾食品尽可能严格控制。

6. 药物因素：孩子生病时，多数情况下都会需要借助药物来帮助治疗。而药物又常会对肠胃有一定的刺激，或服用的药物本身就会对胃肠道就有一定的副作用。所以，应尽可能选择对肠胃刺激小的儿童专用药物。

7. 心理因素：有些父母工作上比较繁忙，平时与孩子交流时间不多，总是会抓紧一切时间对孩子进行教育，就连孩子美好的进食时间也不放过。有些家长对本身胃口相对较小的孩子，会采用强迫甚至打骂等过激方式来逼迫孩子进食。这些因素，都会造成孩子对进食产生压抑、反感的情绪，导致食欲下降。

饮食烹饪多样化。父母要有意识地去提高自身的烹饪水平，将色香味提高一个层次，使食物看起来更具有吸引力。避免在餐桌上对孩子进行批评教育，努力营造一个温馨的就餐氛围，让家人一同感受用餐快乐。

另外，家长需了解孩子食欲不振带来的危害，如异食癖、口腔溃疡、贫血、营养不良、免疫功能低下易引起各种反复感染，影响孩子身体正常发育，严重时甚至危及生命。若有缺锌，需口服葡萄糖酸钙；及时到医院就医，接受治疗。必要时也可结合中医调理。

廖雄宇

十二、孩子哭闹不安怎么办?

（一）定义

哭闹是婴儿期很常见的一种表现，在没有语言表达能力时，"哭闹"常有语言的含义，是表达婴儿要求或痛苦的一种方式。

（二）问诊内容

1. 哭闹前有无诱因?

2. 哭闹发生和持续的时间?

3. 程度是否剧烈或是哭哭停停? 是否通过某些方式可以缓解?

4. 有无伴随其他表现，如烦躁不安、面色改变、呕吐等?

（三）分析

哭闹的原因可分为生理性和病理性 2 大类。

生理性哭闹是由饥饿、困乏、尿布潮湿、蚊虫叮咬、衣被过热过冷、衣着过紧、体位不适、排便等生理或外界刺激所引起，或是要抱、要哄等要求未能满足。由于饥饿或不适而引起的哭闹一般开始时哭声不太紧迫，可哭哭停停，当其要求得到满足后哭闹可立即停止，若未引起成人注意则哭闹加剧；有些婴儿在睡眠中由于膀胱充盈可突然哭闹；疼痛引起的哭闹一般比较剧烈，常突然发生，哄、抱或喂奶等只有暂时的平息作用。婴儿在昼夜规律未完全形成以前，夜间可能由于上述原因出现哭闹，部分家人会通过抱起来边拍边走、摇哄等方式安慰婴儿，久而久之便形成婴儿白天睡眠安稳、夜间好哭、不加摇哄就难入睡等日睡夜醒现象。

病理性哭闹是由各种引起身体不适或疼痛的疾病所导致的婴儿哭闹不安，有时在其他临床症状尚不明显之前，哭闹即为早期表现。如口腔疾病时，患儿每次进食或吞咽时即哭闹，有时伴食欲减退、流涎增多；耳部疾病时，当小儿耳郭被牵扯或进行咀嚼动作时可使哭闹加剧；肠套叠时有阵发性的突然哭闹不安、面色苍白、手足乱动、表情痛苦，可伴呕吐、排暗红色果酱样便；肠绞痛发作时患儿大声哭闹、两腿蜷缩，喂奶或抱起仍哭，不伴呕吐。

（四）建议

哭闹时注意观察婴儿一般情况，生理性哭闹除哭闹外，一般精神食欲良好，吸吮有力，面色正常，哭声洪亮，无发热、呕吐、腹泻等，在婴儿突然剧哭时应仔细寻找有无产生疼痛的外来刺激，如热水袋太烫，衣着太紧，衣裤、被子里有引起刺痛的异物等，当出现哭闹不止或伴有其他症状如烦躁不安、面色改变、动作异常、反复呕吐、精神状态差等情况时需及时到医院就诊，根据不同病因进行相应治疗。

侯乐乐

➕ 十三、孩子睡眠不宁怎么办？

（一）定义

孩子睡眠不宁多表现为睡眠质量不佳，孩子难以入睡或者睡眠不深，入睡后容易惊醒，睡眠过程中不安稳，喜欢翻滚，易出现烦躁哭闹，甚至出现抽搐、缺氧等表现，其原因很多，分为生理性和病理性两大方面。

（二）问诊内容

1. 睡眠不宁是最近才出现的，还是一直都有？

2. 平时饮食如何，有无挑食，有无夜间进食的习惯？

3. 平时几点睡觉？起病有没有什么诱因？

4. 母亲怀孕时有无异常？孩子出生时有无异常？

5. 除了睡眠不宁，有无抽搐、四肢抖动等其他症状？

（三）分析

孩子睡眠不宁？不少父母第一时间都会认为是缺钙，但有时补了钙也难见其效。婴幼儿睡眠不安稳的原因有很多种，绝非缺钙那么简单，可分为生理性和病理性 2 大类。大多数是正常生理现象，简单处理就可解决。但有时候睡眠不佳的背后可能隐藏着比较严重的疾病。

导致婴幼儿难入睡或半夜惊醒的生理性原因，往往有以下 8 大类：

1. 环境不佳：睡眠的地方太嘈杂，衣服包被过多或过少，蚊虫叮咬和突然改变睡眠地点都会影响睡眠。

2. 喂养不当：有些父母总担心孩子吃不饱，睡前给孩子喂较多食物，导致夜间肠道负担过重，出现消化不良的症状，夜间就睡不安稳。建议在睡前 2～3 h 喂粥、面等固体食物，睡前 1 h 再喝点奶。随着孩子年龄增大，可以夜间不再进食，让全身器官得到全面的放松，这样孩子睡觉就会更安稳。

3. 安全感缺乏：大部分孩子对父母都有很强的依赖感，孩子刚睡着后不久或真正醒来之前有时候会翻身坐起来，看不到大人就哭，一般家长抚慰后都能接着睡觉。在一个陌生的环境睡觉，这种寻求安全感的需要尤为迫切。

4. 不良生活习惯：睡前玩得太兴奋；睡觉时间没有规律；夜间含着奶嘴睡觉等不良习惯容易导致睡眠不稳。建议家长在孩子哭闹的时候，不要立即抱，更不要逗他。多数小孩夜间醒来几分钟后又会自然入睡。如果不能自然入睡，拍一拍，安抚一下也会继续睡去。

5. 夜间排尿：夜里有尿意时，孩子会被尿意吓得哭闹，拉完尿后会自然入睡。另外尿不湿过紧、过胀同样会引起孩子睡不安稳。

6. 精神心理刺激：孩子发生较大的情绪波动或遭受心理伤害，如惊吓、虐待等，夜里便会睡不安稳。此外，家长忽视对孩子的感情交流和抚慰，也可能造成长期睡眠不佳。

7. 生理性抽动：孩子神经发育不成熟，常常会出现一些生理神经调节障碍。这种抽动在孩子清醒期不会出现。如果神经系统检查及脑电图检查正常，那么长期预后良好，不需治疗，一般随着年龄增大症状会逐渐消失。

8. 其他原因：夜间惊恐发作、非癫痫性强直发作、摇头动作、恐惧反应等，这些情况大部分均为孩子自身调节能力不足导致的，一般不需治疗，随着年龄增大会自然消失。

病理性原因除了最广为人知的缺钙外，各种营养素的缺乏也可能导致睡眠质量差。像缺锌或者各种维生素导致的精神不振、烦躁不安，同样会引起孩子睡眠不安稳。此外，常见的感染包括上呼吸道感染、支气管炎、肺炎、中耳炎、胃肠炎，少见的如脑膜炎、败血症，都会使孩子睡不安稳。皮肤黏膜的损伤也是一大诱因，很多孩子被蚊虫叮咬后局部会出现一个大包，到了晚上就瘙痒明显。另外，口腔溃疡、眼结膜炎症都可能导致瘙痒、疼痛，同样让孩子睡不安稳。这时候，局部用些即时止痒消肿的药物，能缓解此类困扰。另一较为严重的病理性原因是脑功能损害或发育不良：出生前后，由于各种原因导致孩子的脑部受到损害，包括感染、严重黄疸、颅内出血、脑积水、缺血缺氧性脑病等，均可能会影响孩子的神经系统发育。睡眠不稳是一个具有普遍意义的指标，除此之外，还会伴随发育迟缓、抽搐等更为严重的症状，家长只要仔细观察通常就能发现异常。

（四）建议

孩子睡眠质量不好，大部分时候属于正常生理现象，简单处理即可。但有时候问题可能不止这么简单，由于孩子年幼，身体相对较虚弱，代偿能力也较差，各个系统的疾病均会对孩子的睡眠造成不同程度的影响。因此，孩子一旦出现睡眠不佳，家长要结合孩子近期饮食作息、情绪起伏、身体变化等仔细观察，必要时要向专科医生咨询，尽快找到孩子睡不好的真正原因。

李　宇

十四、孩子睡眠打鼾要紧吗？

（一）定义

打鼾又称鼾症，是影响儿童体格及智力发育等身心健康的一种较为常见的呼吸道阻塞性疾病。其因部分或完全上呼吸道阻塞而导致睡眠中出现低氧血症，从而导致生长发育迟滞、心肺功能异常、神经损害、行为异常等临床表现。

（二）问诊内容

1. 打鼾有多长时间了？

2. 平时抵抗力如何，是否经常容易鼻塞、流鼻涕、咳嗽等？有无过敏性鼻炎？

3. 夜间睡眠如何，是否多汗、尿床、容易反复惊醒、不时翻身？

4. 白天精神如何，注意力是否集中？是否有多动表现等？

（三）分析

打鼾是多种因素引起的一种现象，如孩子肥胖，睡眠姿势不佳，患有感冒、呼吸道炎症、扁桃体肿大、腺样体肥大等。孩子在睡眠中之所以会出现鼾音，主要是呼吸气流不畅的表现。小儿鼾症主要表现为鼻堵、呼吸不畅、张口呼吸。长期的鼻堵可引起睡眠不安，患儿睡觉时出汗多、尿床，常不时翻身，尤以仰卧时明显，严重时可出现多次呼吸暂停，从而使睡眠质量下降，大脑处于慢性缺氧状态。有些孩子白天也会出现一些不正常的表现，如精神欠佳、爱睡觉、记忆力减退、注意力不集中、学习成绩下降、容易发脾气等。人的生长激素是在深睡眠时分泌最旺盛，深睡眠减少就会影响到生长激素的分泌，进而影响到孩子的生长发育。

由于长期的张口呼吸还可影响颌面骨的发育，形成所谓的"腺样体面容"，表现为上唇上翘、上齿外龇、上腭弓较高，表情显得呆滞。个别患儿还可因腺样体肥大压迫咽鼓管鼻咽部开口引起反复渗出性中耳炎，出现耳鸣、听力减退等症状。

（四）建议

多数儿童打鼾是由于扁桃体、腺样体肥大引起的，因此，治疗以手术切除扁桃体、腺样体为主。有鼻炎病史的，均应系统规律治疗。控制孩子体重，营养要均衡，防止因营养过剩出现肥胖。在睡觉时尽量让孩子侧睡。还要注意孩子的枕头不要太低，这样易使下颚向上抬，导致打鼾。注意增强身体抵抗力，减少呼吸道感染的发生，避免炎症引起上呼吸道阻塞。

李 宇

十五、孩子睡眠时老喜欢趴着有问题吗？

（一）定义

睡姿包括仰卧睡姿、俯卧睡姿、侧卧睡姿，孩子睡眠的好坏与睡姿密不可分。通常说的趴着睡也就是俯卧睡姿。

（二）问诊内容

1. 孩子有没有先天性心脏病？

2. 有没有先天性喘鸣的病史？

3. 有没有咳嗽、痰多？有没有呕吐、腹胀？

4. 有没有脑性瘫痪？

（三）分析

1. 俯卧睡姿：胎儿在母亲的子宫内就是腹部朝内，背部朝外的蜷曲姿势，这种姿势是最自然的自我保护姿势，所以孩子趴着睡时更有安全感，容易睡得熟，不易惊醒。趴睡还能防止因胃部食物倒流到食道及口中引发的呕吐及窒息，消除胀气。欧美国家的父母普遍喜欢让孩子以俯卧的姿势入睡。但是长时间俯卧也有一些缺点：父母不容易观察孩子的表情，婴儿的口水易外流，口鼻容易被被褥等阻挡而造成呼吸困难，婴儿的四肢活动不方便。趴着睡觉身体与两腿固定在伸直位置，屈肌群被紧拉着，头部偏向一侧，颌面部肌组织不能放松容易出现磨牙及睡眠障碍。此外，俯卧位时扭曲颈部，容易加重上呼吸道折叠萎陷，形成气道阻塞，是婴儿俯卧位时发生婴儿猝死综合征的原因之一。

2. 仰卧睡姿：一般中国父母都习惯让婴儿采用仰卧睡姿，仰卧时便于父母直接观察婴儿的脸部表情，孩子的四肢能自由地活动，但仰卧时孩子容易发生呕吐，易呛入气管和肺内，发生危险；另外，对孩子的呼吸不利，由于受重力影响，舌根后坠会阻挡呼吸气流进出气管口，一旦气流阻力增加，孩子仰卧时呼吸就会出现鼾音，造成呼吸困难，对于原本呼吸不畅的婴儿不合适。

3. 侧卧睡姿：侧卧时最好采用右侧卧位，既能避免心脏受压，又能预防吐奶，特别是刚吃完奶后，孩子更应该采用右侧卧位，有利于胃内容物顺利地进入肠道，但是始终朝一侧睡，易发生脸部两侧发育不对称、偏头。

（四）建议

3 种睡眠姿势各有长短，婴儿的睡姿，特别是 1 岁以内的婴儿要仰卧、俯卧、侧卧 3 种姿势交替睡，每天不能总固定一种姿势，这样不仅可以使孩子有优质的睡眠，而且头型及容貌也会更端正。

张丽娜

十六、孩子抽筋怎么办?

（一）定义

抽筋的医学术语一般指惊厥，其表现为全身性或身体某一局部肌肉运动性抽搐，是由骨骼肌不自主强烈收缩而引起的。

（二）问诊内容

1. 惊厥发作前有无诱因或先兆?

2. 发作时、发作后神志清不清醒? 发作的具体表现怎样，如是全身性发作还是肢体某一部分发作? 持续时间多长? 缓解方式如何? 既往有无类似发作?

3. 有无伴随其他表现，如发热、头痛、呕吐、发绀、大小便失禁等?

4. 出生情况、喂养情况有无特殊?

5. 智力、运动发育情况是否正常?

6. 有无误服药物、毒物? 有无脑外伤?

（三）分析

惊厥是小儿时期常见的急症，可分为感染性和非感染性 2 大类病因。

1. 感染性疾病

（1）中枢神经系统感染，如细菌、病毒、寄生虫、真菌等引起的脑膜炎或脑炎，常表现为反复而严重的惊厥发作，多伴有不同程度的意识障碍、嗜睡、烦躁、呕吐或昏迷等。

（2）颅外感染，包括①热性惊厥，是儿科最常见的急性惊厥，可有家族史，初次发作年龄多在 6 个月～3 岁间，惊厥多见于急骤高热的初期，发作多为全身性，一般持续 5～10 min，发作后恢复较快，预后多良好，仅少数可转变为癫痫；②感染中毒性脑病，大多并发于败血症、重症肺炎、细菌性痢疾、百日咳等严重细菌感染疾病，通常于原发病极期出现反复惊厥、意识障碍等。

2. 非感染性疾病

（1）颅内疾病，包括①颅脑损伤与出血，如产伤、颅脑外伤、脑血管畸形、脑出血等，多数伤后立即起病，反复惊厥伴意识障碍。②先天发育畸形，如脑发育异常、脑积水等，多数表现为反复惊厥发作，常伴智力、运动发育落后。③颅内占位性病变，如肿瘤、囊肿、血肿等，除反复惊厥发作外，可有头痛、视力下降等。

（2）全身性疾病

①缺氧缺血性脑病，如分娩或生后窒息、溺水、心肺严重疾病等，表现为反复惊厥伴意识障碍。

②代谢性疾病，包括 A. 水、电解质紊乱，如重度脱水、水中毒、低血钙、低血镁、低血钠、高血钠、低血糖等，手足搐搦症多见于 1 岁以内的婴儿，特别是人工喂养儿及佝偻病患儿，低血糖症一般易在清晨早餐前发病，表现为恶心呕吐、面色苍白、多汗、疲乏、头晕、心慌、嗜睡，甚至惊厥，新生儿常表现为反应差、反复呼吸暂停、体温不升、惊厥等；B. 肝、肾功能衰竭或 Reye 综合征，表现为顽固惊厥伴严重肝、肾功能异常及电解质紊乱；C. 遗传代谢性疾病，常见如苯丙酮尿症、半乳糖血症等，可表现为进行性加重的惊厥发作。

③癫痫，有发作性、短暂性和自然缓解的特点，有多重发作类型如局灶性发作、全身性发作等。

④中毒，多属意外，由于误服药物、毒物、毒果等所致，大多有顽固惊厥发作伴意识障碍及肝、肾功能损伤。

（四）建议

家长发现孩子惊厥时首先要保持镇定，不能手忙脚乱，避免大声呼喊、用力抱紧、强制肢体保持某个体位等一切不必要的刺激。可在自然平卧状态下将头偏向一侧，防止呕吐物、分泌物吸入导致窒息，有条件时应及时清除口腔分泌物，使呼吸道保持通畅，牙关紧闭时不可强行撬开或插入异物，以免引起牙齿脱落导致窒息，同时及时到医院就诊。就诊时如惊厥尚未缓解，需使用止惊药物控制惊厥，惊厥控制后需进一步查明原因，根据不同病因进行针对性治疗。

侯乐乐

🧰 十七、孩子突然晕厥怎么办?

（一）定义

晕厥为儿童时期的常见急症，系脑供血骤然减少或停止而出现的短暂意识丧失，常伴有肌张力丧失而不能维持一定的体位。

20%～25%的男孩和40%～50%的女孩至少经历过一次晕厥。晕厥占急诊量的1%～2%。流行病学资料显示，晕厥发病的2个年龄高峰分别为

15 岁左右和 60 岁以后。引起儿童晕厥的基础疾病包括自主神经介导性晕厥、心源性晕厥及脑血管性晕厥等，其中自主神经介导性晕厥是儿童晕厥中最常见的基础疾病，它包括血管迷走性晕厥、体位性心动过速综合征、境遇性晕厥等。在所有晕厥病例中，70%有反复晕厥发作的旧病史，严重影响儿童的身心健康及学习与生活质量，部分患儿有猝死危险性。有关儿童晕厥的诊断是目前儿科学领域的重大课题。

临床上易误诊为晕厥的常见情况主要包括伴有意识障碍的疾病和不伴意识障碍的类似晕厥的疾病。其中伴有意识障碍的疾病包括代谢性疾病（如低血糖、低氧血症、过度通气导致的低碳酸血症）、癫痫和中毒；不伴无意识障碍的类似晕厥的疾病包括猝倒、跌倒发作和心因性晕厥。以上情况并不能产生短暂脑缺血，因此，在临床上，医生应严格进行鉴别诊断。

（二）问诊内容

对于儿童晕厥的诊断，首先要详细询问患儿的晕厥诱因、晕厥先兆、晕厥持续时间、晕厥伴随症状、晕厥后状态，并进行详细的体格检查、卧立位血压及心电图检查。据此：

1. 可以"明确诊断"体位性心动过速综合征、直立性低血压、境遇性晕厥、药源性晕厥等。

2. 对于心肌病、肺动脉高压、发绀型先天性心脏病及某些心律失常等疾病可以"提示诊断"，对这些患者需进一步根据具体情况和需要，选择下列某项检查：超声心动图、Holter 心电图或心脏电生理等以期明确是否为心源性晕厥。

3. 不能明确诊断也不能提示诊断的患者，即为"不明原因晕厥"，如其晕厥反复发作，则应行直立倾斜试验（HUT）检查，帮助诊断血管迷走性晕厥及其不同血流动力学类型（血管抑制型、心脏抑制型及混合型）、体位性心动过速综合征、直立性低血压等。

4. 对于经过上述检查仍然不能明确诊断者，应重新从病史、体检及辅助检查对患儿进行评价，必要时进行精神神经学评估。

（三）分析

可应用直立试验以及 HUT 方法学对晕厥的病因进行分析。

1. 试验方法：

直立试验：操作简单，危险性较小，通过该试验可以对血管迷走性晕厥儿童进行初步筛查，并与体位性心动过速综合征和直立性低血压进行鉴别。具体方法：让儿童安静平卧 10 min，测量儿童基础心率、血压和常规心电图，然后使患儿处于直立位 10 min，动态观测患儿的心率、血压和常规心电图，试验过程中应密切观察患儿是否出现晕厥先兆症状或晕厥发作。通过直立试验可协助诊断体位性心动过速综合征和直立性低血压。

HUT：晕厥诊断中的重要客观检查手段，包括基础直立倾斜试验（baseline head-up tilt test，BHUT）和药物激发直立倾斜试验［如舌下含化硝酸甘油激发直立倾斜试验（sublingual nitroglycerin-provoked head-up tilt test，SNHUT）］。BHUT：试验前 3 天停用一切影响自主神经功能的药物，试验前 12 h 禁食，试验环境要求安静、光线暗淡、温度适宜。应用多导生理监护仪监测心电图及血压变化，出现晕厥或晕厥先兆症状时连续记录。首先，患儿仰卧 10 min，记录基础血压、心率及心电图，然后再站立于倾斜床上，倾斜 60 度，监测血压、心率、心电图变化及临床表现，直至出现阳性反应或完成 45 min 的全过程。SNHUT：在 BHUT 基础上，若 45 min 试验完成时，患儿为阴性反应，则令患儿保持在同一倾斜角度下站立在倾斜床上并舌下含化硝酸甘油 4～6 μg/kg（最大量不超过 300 μg），再持续观察至出现阳性反应或含药后 20 min，含药后动态监测血压、心率，并动态描记心电图。进行 HUT 存在一定的危险性，需要患儿家长的知情同意。

2. 阳性反应判断标准：

体位性心动过速综合征阳性反应的判断标准：在直立试验或 HUT 的 10 min 内心率增加＞30 次/分或心率最大值≥120 次/分，同时伴有直立后头晕或眩晕、胸闷、头痛、心悸、面色改变、视物模糊、倦怠、晨起不适，严重时可出现晕厥等症状。

直立性低血压阳性反应的判断标准：在直立试验或 HUT 的 3 min 内血压下降，收缩压下降大于 20 mmHg（1 mmHg = 0.133 kPa），或舒张压下降 10 mmHg，心率无明显变化。

血管迷走性晕厥阳性反应的判断标准：当患儿在 HUT 中出现晕厥或晕厥先兆伴下述情况之一者为阳性反应；①血压下降；②心率下降；③出现窦性停搏、交界性逸搏心律；④一过性 II 度或 II 度以上房室传导阻滞及长达 3 s 的心脏停搏。其中血压下降标准为收缩压≤80 mmHg 或舒张压≤50 mmHg，或平均血压下降≥25%。心率减慢是指心动过缓：心率 4～6 岁＜75 次/分，7～8 岁＜65 次/分，8 岁以上＜60 次/分。若血压明显下降、心率无明显变化者称为血管迷走性晕厥血管抑制型；以心率骤降为主、收缩压无明显变化者称为血管迷走性晕厥心脏抑制型；心率与血压均有明显下降者称为血管迷走性晕厥混合型。

（四）建议

1. 体位性心动过速综合征的临床诊断：①年长儿多见；②多有诱发因素；③直立后常出现头晕、头痛、疲劳、视物模糊、胸闷、心悸、手颤、不能耐受运动，严重时可出现晕厥发作等直立不耐受症状；④直立试验或HUT达到其阳性标准；⑤排除其他疾病。

2. 直立性低血压的临床诊断：①年长儿多见；②多有诱发因素；③直立后常出现头晕、眩晕、面色发白、运动不耐受、疲乏、视物模糊、胸闷、心悸、腹痛、恶心、呕吐等症状，严重时也可出现晕厥；④直立试验或HUT达到阳性标准；⑤排除其他疾病。

3. 血管迷走性晕厥的临床诊断：①年长儿多见；②多有诱发因素；③有晕厥表现；④HUT达到阳性标准；⑤排除其他疾病。

4. 急救处理：无论何种原因引起的晕厥，都要立即将患者置于平卧位，取头低脚高位，松开腰带，保暖。目击者也可从下肢开始做向心性按摩，促使血液流向脑部；同时可按压患者合谷穴或人中穴，通过疼痛刺激使患者清醒；晕厥患者清醒后不要急于起床，以避免引起再次晕厥；若考虑患者有器质性疾病，则在进行现场处理后如低血糖患者给予补充糖分、咳嗽晕厥患者予以止咳等，并让其及时到医院针对引起晕厥的病因进行治疗。

图 1　我国儿童晕厥的诊断流程

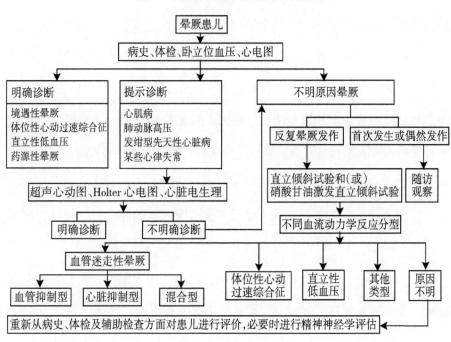

　　　　　　　　　　　　　　　　　　　　　　　　　　　　　覃丽君

 十八、孩子溺水怎么办？

（一）定义

　　溺水，是人淹没于水或其他液体介质中并受到伤害的状况。水充满呼吸道和肺泡引起缺氧窒息，吸收到血液循环的水引起血液渗透压改变、电解质紊乱和组织损害，最后造成呼吸停止和心脏停搏而死亡。淹溺的后果可以分为非病态、病态和死亡，其过程是连续的。淹溺发生后患者未丧失生命者称为近乎淹溺。淹溺后窒息合并心脏停搏者称为溺死，如心脏未停搏则称近乎溺死。

人体溺水后数秒钟内，本能地屏气，引起潜水反射（呼吸暂停、心动过缓和外周血管剧烈收缩），保证心脏和大脑血液供应。继而出现高碳酸血症和低氧血症，刺激呼吸中枢，进入非自发性吸气期。随着吸气，水进入呼吸道和肺泡，充塞气道，导致严重缺氧、高碳酸血症和代谢性酸中毒。

（二）问诊内容

1. 溺水持续时间长短、吸入水量多少、吸入水的性质？（与器官损害范围有关）

2. 有否头痛或视觉障碍、剧烈咳嗽、胸痛、呼吸困难、咳粉红色泡沫样痰？溺入海水者口渴感明显，最初数小时可有寒战、发热。

3. 有否皮肤发绀、颜面肿胀、球结膜充血、口鼻充满泡沫或泥污？

4. 有否精神状态改变、烦躁不安、抽搐、昏睡、昏迷和肌张力增加？

5. 有否呼吸表浅、急促或停止，四肢厥冷？有否头、颈部损伤？有否血尿？

（三）分析

1. 干性淹溺：喉痉挛导致窒息，呼吸道和肺泡很少或无水吸入，占淹溺者的 10%~20%。人入水后，因受强烈刺激（惊慌、恐惧、骤然寒冷等），引起喉头痉挛，以致呼吸道完全梗阻，造成窒息死亡。当喉头痉挛时，心脏可反射性地停搏，也可因窒息、心肌缺氧而致心脏停搏。

2. 湿性淹溺：人淹没于水中，首先本能地引起反应性屏气，避免水进入呼吸道。但由于缺氧，不能坚持屏气而被迫深呼吸，从而使大量水进入呼吸道和肺泡，阻滞气体交换，引起全身缺氧和二氧化碳潴留，呼吸道内的水迅速经肺泡吸收到血液循环。由于淹溺的水所含的成分不同，引起的病变也有差异。

（1）淡水淹溺：江、河、湖、池中的水一般属于低渗，统称淡水。水进入呼吸道后影响通气和气体交换；水损伤气管、支气管和肺泡壁的上皮细胞，并使肺泡表面活性物质减少，引起肺泡塌陷，进一步阻滞气体交换，造成全身严重缺氧；淡水进入血液循环，稀释血液，引起低钠、低氯和低蛋白血症；血中的红细胞在低渗血浆中破碎，引起血管内溶血，导致高钾血症，导致心室颤动而致心脏停搏；溶血后过量的游离血红蛋白堵塞肾小管，引起急性肾功能衰竭。

（2）海水淹溺：海水含3.5%氯化钠及大量钙盐和镁盐。海水对呼吸道和肺泡有化学性刺激作用。肺泡上皮细胞和肺毛细血管内皮细胞受海水损伤后，大量蛋白质及水分向肺间质和肺泡腔内渗出，引起急性非心源性肺水肿；高钙血症可导致心律失常，甚至心脏停搏；高镁血症可抑制中枢和周围神经，导致横纹肌无力、血管扩张和血压降低。

（四）建议

溺水后的最初基本抢救措施至关重要，它并不复杂，几乎每个人都能做到，关键是我们是否掌握这些抢救知识。以下是一些要点：

1.呼吸道处理：立即清除口及鼻中的污泥、杂草、呕吐物等，将舌头拉出，头偏向一侧，以保持呼吸道通畅。将溺水孩子的腹部放在屈膝单腿跪着的抢救者的大腿上，头部向下，随即按压其背部，促使其排出呼吸道和胃内的水；或将溺水孩子的腹部靠在救护者肩上，头足下垂，扛着孩子奔跑，促进其体内积水排出。与此同时，抢救者可用双手举起孩子的双手，边跑边颤动其双手，一方面促进其呼吸道的水外流，另一方面起到人工呼吸的作用。也可以将溺水孩子拦腰抱起，背部朝上、头足下垂，抢救者抖动双手，使其体内积水流出。一般肺内水分已被吸收，残留不多，因此倒水时间不宜超过 1 min，以免耽误复苏时间。

2. 心肺复苏：如果发现溺水孩子没有了呼吸、心跳，那么应立即进行心肺复苏，尽快进行口对口呼吸和胸外心脏按压。若现场有 2 个人，则一人心脏按压，另一人口对口呼吸：将溺水孩子头部充分后仰，口对口呼吸 1 次，随后心脏按压 4 次，吹气与心脏按压交替进行。若现场仅有一个人，则抢救者可以先吹 2 口气，然后做 8 次心脏按压。如此反复进行，也能收到较好的效果。

3. 在做上述抢救的同时，打急救电话，尽快转运到最近的急救中心。

4. 如果现场发现者知道溺水前的情况，就要告诉急救人员，例如如果孩子是俯冲入水，就有可能损伤头部和颈部，应该让急救医生了解这个情况。

5. 要保持孩子温暖，特别当孩子是在冷水中溺水时。在急救人员到来之前，要给孩子裹上毛巾或毯子。

6. 即使孩子从水中救出后很快苏醒，也应当打急救电话，因为还会出现肺部、心脏及脑的并发症。

上述抢救措施是在医院急救人员到来之前，现场发现者应当立即做的最基本也是最重要的抢救措施。在分秒必争地进行抢救的同时，一定要注意现场抢救或者边抢救边转送，千万不要只注重送往医院而不进行现场急救，因而贻误抢救的关键时机。如果溺水现场发现者懂得基本的抢救知识，那么溺水孩子的生还希望会大大增加。

7. 送入医院后进行辅助检查。①血常规、尿常规检查：淹溺者常有白细胞轻度增高。吸入淡水较多时，可出现血液稀释，甚至红细胞溶解、血钾升高、血和尿中出现游离血红蛋白；吸入海水较多时，出现短暂性血液浓缩，轻度高钠血症或高氯血症。幸存者 10～30 min 后恢复正常血容量和电解质浓度。无论淡水或海水淹溺，都罕见致命性电解质紊乱，但溶血或急性肾衰竭时可有严重高钾血症。重者出现弥散性血管内凝血（DIC）的实验室监测指标异常。②动脉血气分析：约 75% 的病例有明显混合性酸中毒；几乎所有患者都有不同程度的低氧血症。③胸部 X 线检查：常显示斑片状浸润，有时出现典型肺水肿征象。住院 12～24 h 吸收好转或发展恶化。约有 20% 的病例胸片无异常发现。疑有颈椎损伤时，应进行颈椎 X 线检查。

覃丽君

✚ 十九、孩子吃奶呛着怎么办？

（一）定义

当婴儿吃奶过程或吐奶后，奶汁误入了气道，叫做呛奶或吃奶呛。主要是由于咽喉活塞——会厌失灵造成的，吐奶时会厌没有把气管口盖严，奶汁误入了气管。

（二）问诊内容

1. 吃奶呛有多久了？是经常吃奶呛吗？多发生在什么时间？

2. 是母乳喂养或是人工喂养？喂养的时机、喂养的姿势怎样？

3. 母乳喂养的妈妈泌乳是否过快？奶水量是否过多？人工喂养的奶嘴孔是否太大？

4. 吃奶呛后颜面是否青紫？有无呼吸困难？

5. 吃奶呛后孩子的精神状态如何？食欲如何？

（三）分析

婴儿吃奶呛是个既常见又棘手的问题。由于新生儿、婴幼儿神经系统发育不完善，反射还很薄弱，会厌失灵，不能把呛入呼吸道的奶咯出，严重者可导致吸入性肺炎，甚至"呛奶窒息"。婴儿吃奶呛的明显病状：颜面青紫、全身抽动、呼吸不规则，吐出奶液或泡沫、鲜血、黑水等。抢救不及时极易造成婴儿猝死。

婴儿经常性吃奶呛，多是由于维生素 A 缺乏。据科学家们研究，人体内维生素 A 的缺乏，可以使气管、支气管上皮细胞增生，角质过度，从而影响这些器官的屏障作用，容易产生呼吸道感染，更易导致吃奶呛。经常性的呛咳可以引起婴儿营养不良，机体抵抗力减弱，常使呼吸道感染迁延难愈，这些因素又可使维生素 A 的摄入减少，形成恶性循环。

当孩子患有支气管肺炎、喉软骨软化、喉炎等疾病，其吞咽时声门不能很好地关闭，可有少量食物进入气管造成一定程度的梗阻，呼吸道为排除食物的梗阻，对于吃奶的婴儿就表现为呛奶。所以，呛奶也是支气管肺炎、喉软骨软化、喉炎等患儿的常见症状。

（四）建议

1. 呛奶如何处理

如果呛奶后婴儿呼吸很顺畅，那么可刺激其身体让他再使劲大声哭泣，观察婴儿哭泣时的吸气及吐气动作，看有无任何异常。如果哭声变调、声音微弱、吸气困难、严重凹胸、脸色青紫，就需即刻送医。若婴儿哭声洪亮、脸色红润，则表示一时并无大碍，可再观察一阵子。若婴儿出现呛奶窒息，那么家长必须争分夺秒立即处理。紧急处理方法：

（1）侧向一边：若平躺时发生呕吐，则迅速将婴儿的脸侧向一边，或让婴儿侧卧，并拍其后背部，以免吐出物因重力向后流入咽喉及气管。

（2）清理口腔：若吐、溢出奶水较多，则迅速用手帕、毛巾卷在手指上伸入口腔内甚至咽喉处，进行快速的清理，以保持呼吸道顺畅，避免阻碍呼吸。此时，清理口腔要比鼻腔重要！

（3）拍打背部：若发现婴儿憋气不呼吸或脸色变暗，则表示吐出物可能已进入气管，应马上使其趴在大人膝上或床上（硬质床），用力拍打其背部4~5次，使其能咳出。

（4）刺激脚底板让其感到疼痛而哭叫或咳嗽，有利于其将气管内的奶咳出，缓解呼吸。

若以上步骤都做了，但婴儿仍旧无反应，则即刻用力拍打婴儿背部或揪掐刺激其脚底板，目的在使婴儿因感觉疼痛而哭叫，会哭表示婴儿能呼吸，氧气能进入肺部，以免缺氧。

在上述家庭抢救的同时，应拨打120呼救，或准备急送医院抢救。

2. 如何预防呛奶

（1）喂奶时机适当：不在婴儿哭泣或欢笑时喂奶；不要等孩子已经很饿了才喂，孩子吃得太急容易呛着；孩子吃饱了不可勉强再喂，强迫喂奶容易发生意外。

（2）姿势体位正确：母乳喂养时应让孩子斜躺在妈妈怀里（上半身成30~45°），不要躺在床上喂奶。人工喂养孩子吃奶时更不能平躺，应取斜坡位，奶瓶底高于奶嘴，防止吸入空气。

（3）控制速度：妈妈泌乳过快、奶水量多时，用手指轻压乳晕，减缓奶水的流出。人工喂乳的奶嘴孔不可太大，倒过来时奶水应成滴而不是成线流出。

（4）注意观察：妈妈的乳房不可堵住孩子鼻孔，一定要边喂奶边观察孩子的脸色、表情，若孩子的嘴角溢出奶水或口鼻周围变色发青，则应立即停止喂奶。对早产儿、发生过呛咳的婴儿，更应严密观察，或请医生指导喂哺。

（5）排出胃内气体：喂完奶后，将婴儿直立抱在肩头，轻拍婴儿的背部帮助其排出胃内气体，最好听到打嗝，再放婴儿在床上。床头宜高15°，右侧卧30 min，再平卧，避免呕吐窒息。

高俊山

二十、孩子突然发冷冒汗怎么办?

（一）定义

出汗是人体正常现象，是人体适应外界高温环境、维持正常体温的保护性反应。在高温环境中，人体通过汗液泌出、蒸发带走热量，使体温不随外界高温环境而升高。此外，出汗还有保持皮肤角质柔软、滋润皮肤、排泄代谢废物等作用。然而，大量的异常出汗会引起体内水盐丢失过多，引起脱水等临床疾病。相对于成人而言，儿童身体水分含量高、皮肤菲薄、血管分布密集，且代谢旺盛、神经内分泌调节功能较差，生理及病理条件下出汗较多，更容易因大量出汗引起脱水、电解质紊乱等。

（二）问诊内容

1. 孩子出汗多吗？有多长时间？什么情况下出汗多？

2. 孩子身体哪个部位多汗，如额部、头颈部、躯干、手足掌等？

3. 孩子多汗时有什么伴随症状，如发热、精神差、烦躁、手脚冰凉、面色苍白、恶心、呕吐、体型消瘦、烦渴多饮等？

（三）分析

多汗是一种非特异性的临床表现，可以分为生理性和病理性。生理性多汗一般可以找到明确原因或诱因，如环境高温、剧烈运动、哭闹、情绪激动等。而病理性多汗病因复杂，多见于以下几种情况。

1. 感染：感染发热是引起孩子出汗最常见的原因，感染时因致热原使机体体温调定点上升、体温升高，体温调节中枢致使皮肤血管扩张、血流量增多，汗液泌出，带走机体热量，使体温降至正常范围。

2. 心肺疾病：先天性心脏病、肺炎合并心衰的孩子往往多汗，此外，此类患儿还具有发绀、活动减少、生长发育落后等临床表现。

3. 佝偻病：多汗是佝偻病活动期的主要临床表现，多于夜间睡眠时多汗，由于患儿神经兴奋性增高，还具有烦躁、易激惹、夜惊、枕秃、骨骼改变等表现。

4. 低血糖：当孩子于空腹或凌晨时突发多汗，并伴随烦躁不安、面色苍白、四肢冰凉乏力、脉搏细数时应警惕低血糖可能。

5. 结核病：当孩子多汗并伴有长期低热、体重短期内迅速减轻、胃纳减少、肝脾淋巴结肿大时应考虑结核感染可能，此类患儿多于前半夜或午后多汗，部位多为颈部、胸部等。

6. 休克：当孩子有较严重的全身性疾病，突然出现发冷冒汗、精神差、四肢冰凉、心率加快/减慢、血压降低等表现时应考虑休克可能。

（四）建议

孩子突然发冷冒汗，既可以为生理性改变，也可以为病理性疾病。家长应当及时分析原因，当原因去除后孩子发冷冒汗缓解，则考虑生理性改变，家长即可予以清理皮肤汗液、保持干洁、更换衣物，并适当饮水补充丢失水分。当孩子发冷冒汗原因不明，并有其他伴随症状时，家长应带领孩子及时就医，避免病情加重。此外，家长还应了解危急重症孩子出汗的特点，如低血糖、休克等，在初步急救后送医，避免抢救不及时引起的严重后果。医生在接诊发冷冒汗的患儿时，应当在首先考虑危及生命的病因，并及时予以纠正的基础上详细、全面采集病史，仔细体查，对因治疗。

刘祖霖

⊞ 二十一、孩子误服异物怎么办？

（一）定义

误服异物是指各种异物不慎被孩子吞食入口。若误服的异物不慎被孩子吸入呼吸道，则称为异物吸入，异物可能停留呼吸道任何部位，重者可造成窒息立即死亡。

（二）问诊内容

1. 误食异物有多久了？

2. 误食异物的成分、性质、形状、数量如何？

3. 误服异物后有无异常反应，如呛咳、呕吐、颜面青紫、呼吸困难等？

4. 误服异物后家长采取了什么处理措施？

（三）分析

孩子总是顽皮、充满好奇的，有时候可能会发生误食误伤，如果不做好预防措施，爸爸妈妈就会成天担惊受怕。3 岁以下孩子是误吞异物的高发人群，而坚果、动物骨头、硬币则是最易发生误食的物品。那么，当孩子出现了这种情况，家长又该怎么办？

1. 吞下纽扣

若是胶质纽扣，用 X 光亦难照出。纽扣若到了胃和肠部可从大便排出，父母可留意此点。纽扣若进入气管，则会引发呼吸困难，此时要立刻带孩子看医生。

2. 吞下发夹

发夹虽然长，但若是顺利通过孩子的肠道，一周之内，便会从大便排出。若发夹吞下后，在体内钩着内脏某处，则需带孩子到医院照 X 光，查出发夹所在。

3. 吞下花生

花生是各种物件中最危险的，因为它不能用 X 光照出位置来，若塞着气管或支气管，吸收了水分便会膨胀，堵塞气道，引致窒息，因此，不要随便给孩子吃花生。

4. 误服药物

已经清楚知道误服药物的成分及时间，如果药性不太严重，那么可给孩子喝一些牛奶减低胃里的药性。

5. 吞下毒物

误服毒物，如果能令孩子呕吐的话，问题就不大，但一些含有强酸和强碱的毒物，是不能呕吐的，因为呕吐的话，有可能使喉咙和食道腐烂。

（四）建议

如果发现或怀疑孩子误服了药物或其他物品，特别是液体，那么家长要做的第一件事情，就是快速用手指或小勺、筷子按压孩子的咽喉部，迫使他呕吐。快速催吐是排出误服异物最有效、最快的方法。家长一定不能迟疑。即使怀疑错了，对孩子也没有什么伤害。千万不要指望到医院后再采取措施，有时会因此而错过时机。

1. 孩子误食异物，预防为主

（1）给孩子添加辅食时，要将食物切碎，并注意要其安静进食，勿乱动。

（2）不要让孩子食用果冻、花生、瓜子、汤圆、荔枝等不适合孩子吃的食物，有核的水果先去核再喂食。

（3）在孩子爬行之前，先检查地面是否有纽扣、大头针、曲别针、纽扣电池、气球、豆粒、糖丸、硬币等小物品，有的话要清理干净。

（4）孩子的玩具要定时检查，看看细小的零部件如螺钉、小珠子等有无松动情况。

（5）家中常备药品应放置在孩子无法拿到的地方。瓶装药品要标签鲜明，不要与食物放在一起。

（6）家中不要用空的饮料瓶存放有毒及有强烈腐蚀性的液体，以防儿童误服。

2. 孩子误食异物后的家庭急救措施

（1）吞食异物的急救

吞食圆形光滑的小件物体，如水果核、小珠、纽扣时，可观察几天，孩子如无异常和不适，说明未造成伤害。只要多给孩子吃些蔬菜，几天后就能顺利随大便排出。吞食带棱角的东西，如针、别针等，易卡住食管，压迫气管，或刺伤周围大血管，应立即送医院急救，并密切观察。食入鱼刺，不要让孩子大口吞咽米饭、馒头或喝水以希望将刺吞咽下去，而应让孩子张开嘴，观察鱼刺的大小和位置，以便及时取出，若鱼刺较大不易取出时，应立即送医院急救。

（2）气道异物的急救

①催吐法：用手指伸进口腔，刺激舌根催吐，适用于较靠近喉部的气管异物。

②迫挤胃部法：救护者抱住患儿腰部，用双手食指、中指、无名指顶压其上腹部，用力向后上方挤压，压后放松，重复而有节奏地进行，以形成冲击气流，把异物冲出。

（3）父母要采取鼓励孩子咳嗽的方法，不要试图用手拿出堵塞物，否则可能使食物滑入喉咙更深处，完全堵住气管。

（4）如果孩子不能呼吸，脸色变紫，则表明堵塞物堵住了气管，要立即采取措施。将孩子头朝下放在前臂，固定住头和脖子。对于大些的孩子，可以将孩子脸朝下放在大腿上，使他的头比身体低，并得到稳定的支持。然后用手腕迅速拍肩胛骨之间的背部4下。

（5）如果孩子还不能呼吸，就将孩子翻过来仰卧在坚固的平面上，速用2根手指在胸骨间推4下。

（6）在经过上面的方法后，如果孩子还不能呼吸，那么表明异物较大，可以用手提拉上颚，发现异物后，用手指将其弄出。

（7）如果孩子不能自主呼吸，试着用嘴对嘴呼吸法或嘴对鼻呼吸法2次，以帮助孩子恢复呼吸。吹气可能会将食物更加推深，但应先让孩子呼吸以保全生命，然后再让医生取出留置于体内的异物才有意义。

（8）采取以上措施的同时，要拨打急救电话120，争取紧急救助。

3. 其他部位异物急救

（1）鼻腔异物的急救

可用手指堵压无异物一侧鼻孔，让孩子用鼻子出气，将异物排出；或用棉花、纸捻刺激鼻黏膜，使孩子打喷嚏，喷出异物；或用镊子轻轻夹出异物。如上述方法无效，应立即送医院处理。

（2）耳内异物的急救

较软的异物可用镊子轻轻夹出；植物种子类应即刻送医院，千万不能用水泡软，使取出更加困难。如果昆虫飞进或爬入孩子的耳朵，可将孩子的耳朵对着灯光，昆虫会向亮处爬出；也可用植物油、烧酒或酒精滴入耳内，将昆虫杀死，再用耳镊取出。取异物时，要固定好孩子的头部，以免碰伤皮肤或鼓膜。实在取不出，速到医院处理。

高俊山

二十二、孩子不长个有什么办法？

（一）定义

矮身材是指在相似生活环境下，同种族、同性别和同年龄的个体身高低于正常人群平均身高减2个标准差者（−2 SD），或低于第3百分位数者，其中部分属正常生理变异。为正确诊断，对生长迟缓的小儿必须进行相应的临床观察和实验室检查。

（二）问诊内容

1. 患儿母亲的孕期健康状态，分娩方式；患儿出生史，出生身长和体重，出生后的生长发育情况、智力发育情况。

2. 父母亲的身高、青春发育（如母亲初潮年龄、父亲身高突增年龄）和家族中矮身材情况等。

3. 平时饮食、睡眠、运动情况如何？有无牛奶蛋白过敏、过敏性鼻炎、哮喘、慢性腹泻、肝炎、肾脏疾病等？有无特殊药品使用史，如强的松、地塞米松等？有无精神压力或其他不良心理环境？

4. 发现孩子矮小的时间，当前身高和体重，身高年增长速率（至少观察3个月以上）。

5. 患儿目前性发育情况。

6. 有无肿瘤、糖尿病、遗传病等家族史？

7. 以往就诊情况及相应的检查结果。

（三）分析

导致矮身材的因素甚多，其中不乏交互作用者，亦有不少疾病导致矮身材的机理迄未阐清。具体病因如下：

1. 生长激素（GH）缺乏或分泌不足

（1）特发性（原发性）：下丘脑、垂体无明显病灶，但GH分泌功能不足，原因不明。

（2）器质性（获得性）：继发于下丘脑、垂体或其他颅内肿瘤、感染、细胞浸润、放射性损伤和头颅创伤等，其中产伤是国内生长激素缺乏症（GHD）的最主要的病因。此外，垂体的发育异常，如不发育、发育不良或空蝶鞍，其中有些伴有视中隔发育不全、唇裂、腭裂等畸形，均可引起生长激素合成和分泌障碍，同时可有多种垂体前叶激素缺乏。

（3）暂时性体质性青春期生长延迟、社会心理性生长抑制、原发性甲状腺功能减退等均可造成暂时性 GH 分泌功能低下，在外界不良因素消除或原发疾病治疗后即可恢复正常。

2. 家族性矮身材。

3. 生长激素不敏感或抵抗综合征，多由生长激素受体基因突变所致，多呈常染色体隐性遗传。

4. 先天性卵巢发育不全（Turner 综合征），应进行染色体核型分析以鉴别。

5. 宫内生长迟缓儿成年后身材矮小。

6. 骨骼发育障碍：各种骨、软骨发育不全等，均有特殊的面容和体态。

7. 其他内分泌代谢病引起的生长落后：先天性甲状腺功能减低症、先天性肾上腺皮质增生、性早熟、皮质醇增多症、黏多糖病、糖原贮积病、肾小管酸中毒等各有其临床表现，易于鉴别。某些慢性疾病及营养不良等。

（四）建议

1. 常规检查：应常规进行三大常规检查和肝、肾功能，血脂，血糖等检测；女孩均需进行核型分析；为排除亚临床甲状腺功能低下，应常规检测甲状腺激素水平。

2. 骨龄判定：骨龄即是各年龄时的骨成熟度，是通过左手腕、掌、指骨正位 X 线片观察其各个骨化中心的生长发育情况进行测定的。目前国内外使用最多的方法是 G-P 法和中华 05 法。

正常情况下，骨龄与实际年龄的差别应在±1岁之间，落后或超前过多即为异常。

3. 特殊检查

（1）进行特殊检查的指征：①身高低于正常参考值减 2 SD（或低于第 3 百分位数）者；②骨龄低于实际年龄 2 岁以上者；③身高年增长率在第 25 百分位数（按骨龄计）以下者，即<3 岁儿童为<7 cm；4~5 岁至青春期儿童<5 cm，青春期儿童<6 cm；④临床有内分泌紊乱症状或畸形综合征表现者；⑤其他原因需进行垂体功能检查者。

（2）生长激素激发试验：诊断 GHD 的重要依据。多采用药物刺激试验，GH 峰值在 2 种不同药物刺激试验过程中均<5 μg/L，即为生长激素完全性缺乏；介于 5~10 μg/L 之间为部分缺乏；>10 μg/L 则属正常。目前多数主张选择作用方式不同的 2 种药物试验：一种抑制生长抑素的药物（胰岛素、精氨酸、溴吡斯的明）与一种兴奋生长激素释放激素的药物组合；可以分 2 天进行，也可一次同时给予。

（3）胰岛素样生长因子 I（IGF-I）和胰岛素样生长因子结合蛋白 3（IGFBP-3）测定：两者的血清浓度随年龄增长和发育进程而增高，且与营养等因素相关，各实验室应建立相应的正常参考值。

（4）其他内分泌激素的检测：依据患儿的临床表现，可视需要对患儿的其他激素选择进行检测。

（5）下丘脑、垂体的影像学检查：矮身材儿童均应进行颅部的 MRI 检查，以排除先天发育异常或肿瘤的可能性。

（6）核型分析：对疑有染色体畸变的患儿都应进行核型分析。尤其是女孩矮身材者，建议完善染色体核型分析。

4. 治疗：矮身材儿童的治疗措施取决于其病因。精神心理性、肾小管酸中毒等患儿在相关因素被消除后，其身高增长率即见增高，日常营养和睡眠的保障与正常的生长发育关系密切。生长激素随着基因重组人生长激素（rhGH）临床应用经验的大量累积，目前获准采用 rhGH 治疗的病种逐渐增多，自 1985 年美国食品药品监督管理局（FDA）批准 rhGH 治疗生长激素缺乏症以来，陆续核准的疾病有慢性肾功能衰竭、先天性卵巢发育不全、Prader-Willi 综合征、小于胎龄儿和特发性矮身材。

梁立阳

🩺 二十三、孩子长得太快怎么办？

（一）定义

孩子长得太快在医学上称为过度生长，是指身高大于同年龄、同性别正常儿童的加 2 个标准差（+2 SD）以上。

（二）问诊内容

1. 孩子长得太快有多长时间了？

2. 身高增长的速度，如一年长高了多少厘米？

3. 男孩有没有变声、遗精？女孩有没有乳房增大、外阴分泌物增多、阴道流血？

4. 面容、体型与正常儿童相比有无特别？

5. 智力、运动发育是否正常？家族成员的身高情况如何？

（三）分析

过度生长的原因可分为生理性和病理性 2 大类。生理性过度生长包括：①家族性高身材，是儿童过度生长最常见的原因之一，儿童的终身高在很大程度上受遗传因素影响，此类儿童一般在 4 岁前生长加速，4 岁后恢复正常生长速度，智力、运动等发育正常，骨龄可较实际年龄稍大；②肥胖引起的过度生长，单纯性肥胖的儿童身高和体重有可能较同龄儿童大，但终身高与遗传靶身高相称。

病理性过度生长包括：①暂时性过度生长，主要是各种原因引起的性早熟，此类患儿性激素水平高，可促进长骨生长，出现性发育过早、过度生长、骨龄超前，但骨骺提前闭合，可造成终身高偏矮。②永久性过度生长，包括：A. 生长激素过多，在儿童时期可造成垂体性巨人症，过度生长，在成人则表现为肢端肥大症；B. 染色体病和遗传性综合征，如 Klinefelter 综合征，是男性性染色体疾病，引起男性过度生长、雄激素缺乏、青春期延迟；Kalmann 综合征，表现为嗅觉缺失或减退、性腺功能减退、青春期发育延迟；Marfan 综合征，表现为四肢过长、蜘蛛样指、过度生长、脊柱侧弯、关节过度伸展等；Sotos 综合征，表现为三角脸、过度生长、大头畸形、智力发育障碍、新生儿喂养困难、先天性心脏病等。

（四）建议

怀疑孩子长得太快时，应到正规的儿童保健门诊或儿童内分泌专科门诊就诊，进行专业评估，明确孩子是否达到过度生长的标准，同时进行相应检查，明确过度生长的病因，有需要时应进行针对性治疗，如控制性早熟等。

梁立阳

二十四、孩子鼻出血怎么办？

（一）定义

鼻出血又叫鼻衄，鼻衄是临床常见的症状之一。可由鼻部疾病引起，也可由全身疾病所致。鼻出血多为单侧，少数情况下可出现双侧鼻出血；可间歇反复出血，亦可呈持续性出血。出血量多少不一，轻者涕中带血、数滴或数毫升，重者可达几十毫升甚至数百毫升以上，导致失血性休克。反复出血可引发贫血。

（二）问诊内容

1. 出血的缓急？发生于单侧或双侧鼻腔？表现为涕中带血还是新鲜血液？

2. 出血的量及发生部位。

3. 有无外伤史？

4. 有无鼻腔外其他疾病？

（三）分析

鼻出血由于原因不同其表现各异，根据鼻出血是否由鼻腔本身疾病引起可将原因分为局部原因（鼻部损伤、异物、肿瘤及炎症，鼻中隔偏曲等）及全身原因（血液系统疾病、心血管疾病及发热性疾病等）。一般而言，鼻腔局部原因所致的鼻出血多发生在单侧，而全身性疾病多发生在双侧；

儿童鼻出血患者中，由鼻部损伤及异物引起者最为常见，其出血部位多位于鼻中隔前下部的易出血区。

（四）建议

首先对紧张、恐惧的患儿进行安慰，使之镇静，以免患儿因精神因素引起血压升高，使出血加剧；明确出血部位及来源，排除咯血和呕血。多数鼻出血患儿，一般出血不剧烈，易于止血，多数自行局部指压或填塞棉条即可止住。但如果出血量大，局部压迫止血效果差，或孩子的精神状态差、烦躁不安，就得及时去医院就诊！

吴若豪

➕ 二十五、孩子流脓鼻涕怎么办?

（一）定义

流鼻涕是鼻部疾病常见症状之一，可经前鼻孔流出，也可后流入鼻咽部。流入后鼻孔，经鼻咽、口腔吐出者称鼻涕倒流。正常鼻腔中只有少量黏液，呈湿润状态，以维持正常的生理功能。鼻腔有病变时可以引起鼻分泌物性质和量的改变，在儿童中，以流黏液脓性的鼻分泌物最为常见，称为流脓鼻涕。

（二）问诊内容

1. 是否经常出现流脓鼻涕？若较频繁，则 2 次流脓鼻涕的间隔时间是多久？

2. 流脓鼻涕发生急缓及持续时间如何？与季节是否相关？

3. 脓鼻涕量及性状如何？是否粘稠，有无带血丝，有无恶臭等？

4. 有无合并发热、咳嗽等呼吸道感染症状？

5. 有无粉尘、花粉等过敏史？

（三）分析

引起流脓鼻涕的原因很多，儿童流脓鼻涕最常见于急性上呼吸道感染的恢复期，其次多见于慢性鼻炎、鼻窦炎的急性发作期。一般前者所致流脓鼻涕量少，持续时间短，多易自行恢复；而后者所致流脓鼻涕量多，持续时间较长，难以自行恢复。

（四）建议

流脓鼻涕是儿童最常见的临床症状之一，绝大部分是急性上呼吸道感染恢复时的表现，通常能自行好转，无需特别处理，家长不必过分担心。若流脓鼻涕量多，持续时间过长，则可以用湿热的毛巾，在孩子的鼻子上施行热敷，通过黏膜热收缩原理使鼻黏膜遇热收缩后，鼻腔会比较通畅，黏稠的鼻涕也较容易水化而流出来。若流脓鼻涕持续时间超过 7～10 天，就可能不是上呼吸道感染，应及时去医院就诊。

吴若豪

🔳 二十六、孩子耳朵流脓怎么办？

（一）定义

耳朵流脓指的是耳朵黏膜的化脓性炎症导致的脓性分泌物从外耳道流出来。

（二）问诊内容

1. 什么时候出现的流脓？颜色是黄色的还是绿色的？

2. 是否有耳痛、哭闹拒食、发热、呕吐、腹泻？

3. 既往有无化脓性中耳炎病史？

（三）分析

耳朵流脓应分清楚流脓的位置。常见为化脓性中耳炎，多发生于上呼吸道感染后，化脓性细菌经咽鼓管侵入中耳。发病时，耳深处极度疼痛，幼儿可啼哭拒食，伴高烧、呕吐、腹泻；炎症持续 2～3 日，脓液积聚，鼓膜膨隆，最后鼓膜紧张部破溃，脓液外溢，耳痛稍缓解。

（四）建议

应予足量抗生素治疗，鼓膜膨隆时应切开引流，清除耳道积脓，用过氧化氢洗净，抗生素如复方新霉素、左氧氟沙星滴耳。

急性化脓性中耳炎应及时规范彻底治疗，否则易迁延为慢性化脓性中耳炎，也易发生合并症，如颅内感染、面神经瘫痪、乳突炎等。

唐丹霞

二十七、孩子耳痛要紧吗？

（一）定义

耳痛是局限于一侧耳内和耳周的疼痛。

（二）问诊内容

1. 什么时候出现的耳痛？外面痛还是里面痛？是突然出现的还是慢慢出现的？

2. 是怎样的痛，轻微的痛还是剧痛，持续还是阵发，胀痛还是跳痛？按压、张口、咀嚼时有无加重？是否影响睡眠？

3. 有没有将小东西放进耳朵里，如豆子、小玩具等？有无外伤、巨大声响刺激、耳朵进水？

4. 平时容易过敏吗？

5. 有没有发热、呕吐？耳朵有无渗血、渗液、流脓？流出血水后耳痛情况有无减轻？听力有没有受影响？耳部有无压痛，皮肤有无破损、红肿发热、渗液、水疱等？耳周淋巴结有无肿大？

（三）分析

耳痛可有不同的病因及发病机制。定位可分为外耳、鼓膜、中耳。最主要的原因是发炎，具体分析如下：

（1）耵聍阻塞：幼儿外耳道耵聍未清理，遇水膨胀可压迫耳道或鼓膜，导致耳痛。清除耵聍一般就能缓解症状。

（2）外耳道炎或外耳道疖肿：婴幼儿耳腔窄小，皮脂腺引流不畅，细菌容易滋生，当婴幼儿患耳部湿疹或小儿用手抠挖耳朵造成耳道损伤时，易引起外耳道炎或外耳道疖肿。因此，治疗外耳道湿疹对预防外耳道疖肿十分重要。

（3）中耳炎：因幼儿耳咽管管腔大，呈水平位，当发生呼吸道炎症如感冒、鼻炎、扁桃体炎时，细菌和分泌物易从鼻咽部进入鼓室，引起中耳炎，出现耳朵疼痛。中耳炎需及时就医治疗，以免发展成慢性中耳炎。

（4）外耳道异物：孩子将异物塞入耳内，或小虫子钻进孩子耳朵，不仅会引起耳朵疼痛，引发感染，还会影响听力。家长不应自行掏出异物，应就医治疗。

（5）流行性腮腺炎：主要表现以耳垂为中心的腮腺肿胀、疼痛，可伴发热、张口受限，咀嚼或进食酸性食物时疼痛加剧。确诊患儿应及时隔离、治疗。

（6）此外还需排除鼻咽部肿瘤、椎动脉瘤、侧窦血栓形成、特发性耳痛、低位丛集性头痛、舌咽神经痛等。

（四）建议

家长可以初步检查幼儿的整个耳朵，看有无外耳皮肤破损，若无破损则检查外耳道是否有耵聍阻塞，若无明显异常而耳痛明显，应及时就医治疗。日常生活中应教导幼儿保护耳朵，不要挖耳朵，防止污水进入耳朵，保持耳道清洁、干燥。

唐丹霞

二十八、孩子眼屎多怎么办？

（一）定义

眼屎就是眼睛分泌物的俗称。眼泪并不是哭泣时才有的，它持续不断地被分泌到眼球表面，并储存在眼皮与眼球间的小小缝隙里。伴随着一次次眨眼，眼皮将泪液均匀涂布在眼球表面，而多余的泪液会被推挤到鼻子的内眼角，从那儿流入泪液的排出通道。正是由于内眼角那儿有"下水道入口"，所以常常会堆积些垃圾。其实，眼泪里除了水分，还含有很多其他成分，其中主要包括了人体正常的腺体分泌的油脂、蛋白等。另外，由于眼睛长期与外界环境接触，空气中的灰尘等颗粒也经常混在泪液里。这些成分都可能积存在眼角，干燥后形成眼屎。

（二）问诊内容

1. 眼屎是最近才出现的，还是一直都有？

2. 近期是否有鼻塞、咳嗽、发烧等其他症状出现？

3. 眼屎的量和颜色如何？

4. 是否有合并其他不适？比如眼皮肿、眼睛红、流眼泪、频繁眨眼、喜欢揉眼，甚至黑眼珠上出现异物或白点等。

（三）分析

正常情况下，眼屎一般是比较干燥的颗粒状，多是白色或者淡黄色。但如果白天接触的粉尘等颗粒物较多，眼屎可能就带点灰色甚至黑色。眼角有点眼屎是正常的生理现象。尤其是在睡觉时，由于眼球的转动明显减少，眼皮也不像白天那样开开合合，泪液的流动会变得很缓慢。分泌的油脂会填充在眼皮之间的缝隙里。经过一夜的泪液蒸发，醒来时，眼屎就更明显了，甚至有时靠近耳朵的外眼角也会有一些眼屎。

正常的眼屎量一般很少。几天甚至数小时内眼屎明显增多，往往有可能是眼部的急性炎症。这时，眼屎的颜色和性状都有可能改变，比如变成浓稠的黄色或绿色，又或者是半透明的黏液状。同时，眼睛还可能会有其他不舒服，比如眼睛红、流眼泪、眼睛痛、感觉眼睛里有东西等，同样需要引起重视。

如果长期眼屎多，治疗后不好转或反复，就需要警惕泪囊炎的可能。眼泪在湿润了眼球表面后是通过泪道流走的。在"排水"的过程中，会经过一个短暂储存泪液的场所——泪囊。如果在泪囊以下的"排水管"发生堵塞，泪液就无法顺利排出。这时，患者会出现眼泪多到溢出来的症状。久而久之，泪囊里的"一潭死水"容易因为细菌繁衍生息而出现感染，产生炎性分泌物，并可能倒流回眼睛表面，形成较多的眼屎。

（四）建议

造成新生儿或婴幼儿眼屎多的原因，可能是先天性泪道阻塞导致的泪囊炎。患有泪囊炎的孩子一般出生后不久就会常有流眼泪、眼屎多的症状，多在孩子出生后一周或稍后的时间内发病，用抗生素眼药水治疗 1～2 天就能起效。泪囊炎多见于 3 个月以内的孩子。如果大一点的小朋友出现眼屎过多，那么考虑发生泪道堵塞的可能性不大，建议家长尽快带孩子到医院检查，明确原因。最后提醒家长们，尽量不要让小朋友自己擦眼屎，家长擦的时候也要注意卫生，轻柔操作。

李　宇

🩺 二十九、孩子眼睛红肿怎么办?

(一)定义

眼睑组织疏松,易于发生水肿。眼睛肿与睡眠、饮水、高钠饮食和睡眠的姿势等都有关系,还可由于局部炎症、血液回流障碍或心脏、肾脏等全身因素引起。眼红是以结膜血管扩张、充血为主要体征的眼病。在正常情况下,球结膜的血管中并没有血液通过,但当遇到细菌、病毒等入侵时,"沉睡"着的血管会马上被"惊醒",继而扩张。于是红色的血液从四面八方蜂拥而至,巩膜也随之发红。眼球充血分为结膜充血、睫状充血和混合充血。

(二)问诊内容

1. 眼睛红肿起病是急性还是慢性,双侧还是单侧,持续时间、发病规律(季节性、迁延、反复)如何?

2. 有无合并全身感染或疾病?

3. 有无过敏、异物、外伤等?

4. 眼睛有无分泌物,分泌物的性状如何,有无伴眼睛瘙痒、眼痛等?

5. 有无长时间的用眼?有无视物模糊?

（三）分析

眼睛红肿是眼科常见的临床表现，涉及的疾病种类众多，一般可以分为感染性和非感染性2大类。感染性眼病所致的眼睛红肿往往程度重、发生急，常伴眼表感染、有脓性分泌物，包括细菌、病毒、衣原体等引起的。非感染性眼病所致的眼睛红肿，则起病相对较缓，程度较轻、环境因素影响明显，结膜分泌物常为黏性，包括过敏性、长时间视力疲劳、眼部异物、空气污染、滴眼液等引起的。角膜中周区的病变、虹膜炎性病变及青光眼等疾病常伴有视力下降；而过敏性疾病、结膜炎症病变，视力一般不受影响。

（四）建议

及时到医院眼科就诊，明确原因，及时治疗。另外，家长要教育小孩勤洗手，避免随意揉眼；提倡流水洗脸，毛巾等物品要与他人分开，并经常清洗消毒。

李　宇

三十、孩子近视、斜视怎么办？

（一）定义

我们之所以可以看清远处的事物，是因为在视力正常时，外界物质所形成的平行光线经过眼的屈光系统后恰好能在视网膜处聚焦。如果外来的平行光线经眼球屈光系统后聚焦在视网膜前，则不能看清远物，此时我们称之为近视。目前近视的发病原因尚不明确，其发生与遗传和环境、生活习惯等因素密切相关。近视的分度：1. 轻度近视：<-3.00 D；2. 中度近视：-3.00 D～-6.00 D；3.高度近视：>-6.00 D。此外，有一种特殊情况被称为假性近视，是由于眼球睫状肌调节过度引起痉挛，导致的角膜或晶状体曲率过大。解除痉挛后，近视状态则可改善。

斜视即双眼不能同时注视目标物，注视目标物时眼球位置发生偏移。属于眼外肌疾病，可因双眼单视异常或控制眼球运动的神经肌肉异常及机械性限制引起。

（二）问诊内容

1. 近视的问诊内容

是否远距离视物模糊，近距离视力好？注视远处物体时是否有眯眼动作？症状持续多久了？休息后是否有改善？夜间视力如何？是否有飞蚊症，眼前有无漂浮物、闪光感？

2. 斜视的问诊内容

有无斜视和弱视家族史？斜视发生过程？有无其他疾病或外伤，发病年龄多少？斜视是逐渐发生还是突然发生？是间歇出现的还是恒定的？斜视的方向是否会随注视位置的不同而变化？斜视是双眼交替还是单眼？能否自行控制？斜视时头位有无偏好位置？

（三）分析

近视在学生群体中普遍存在，其发生原因尚不明确，部分是由于近视遗传倾向，而大多数则为后天用眼过度或用眼不当所致。近视初期常有远距离视力波动，注视远处物体时眯眼，由于看近时几乎不用调节，易引起外隐斜或外斜视。近视度数较高者除远视力差外，常伴有夜间视力差、飞蚊症、眼前飘浮物、闪光感等症状，并可发生不同程度的眼底改变。易发生视网膜脱落、撕裂、裂孔、黄斑出血和新生血管等，出现这些病变的称为病理性近视，反之则为单纯性近视。

斜视为临床常见的眼病，不仅影响患者外观，而且可造成视力损伤，导致弱视，亦可损伤双眼视觉和影响立体视觉形成。斜视种类繁多，分类相对复杂，根据眼位的偏斜主要分为内斜视、外斜视、AV 型斜视、特殊类型斜视；根据眼球运动有无障碍，可分为麻痹性斜视（非共同性斜视）和共同性斜视。麻痹性斜视根据眼球运动限制的原因分为 2 种：一种是由于神经肌肉麻痹引起的麻痹性斜视；另一种则是因为粘连、嵌顿等机械性限制引起的限制性斜视。其主要特征为眼球运动在某个方向或某些方向有障碍。而共同性斜视的主要特征则为眼球运动没有限制。

（四）建议

在日常生活中需养成良好的用眼习惯，尽量在明亮舒适的环境中工作或学习，以柔和黄色光源为佳，避免在光线昏暗或强光下长时间用眼。每用眼 1～2 h 需稍作休息，可做眼保健操或远眺，缓解眼疲劳。通过上述预防措施，通常可矫正假性近视或轻度近视。此外，可通过配戴框架眼镜或角膜接触镜进行屈光矫治，亦可行屈光手术达到矫正近视的目的，但需严格掌握手术的适应症。在选择矫正方式时应咨询专科医师，切不可盲目。

斜视一经确诊即应开始治疗。2 岁左右早期矫正斜视预后较好，年龄越大，视力异常的恢复越困难。外斜视即使在年龄较大时手术也有恢复双眼视觉功能的机会，但发病较早的内斜视如未能在 5 岁前趁其双眼视觉发育尚未完成时矫正眼位，则几乎不能恢复双眼视觉功能。其治疗方式主要有配镜、遮盖单眼弱视患者的优势眼、药物治疗、视能矫正训练，以及手术治疗。

陈晓瑜

➕ 三十一、孩子夜盲怎么办?

(一)定义

夜盲是指在黑暗处视物不清或视物不见,对弱光敏感度下降,对暗适应时间延长。夜盲症有多种,并不是一种单一的疾病,而是许多先天及后天性疾病的统称,其表现也有差别。

(二)问诊内容

1. 何时发现孩子夜盲?在亮处的视力如何?

2. 除夜盲外还有无其他症状?

3. 有无注意补充维生素?

4. 有无夜盲的家族遗传史?

(三)分析

夜盲症分为先天性与后天性 2 大类,先天性夜盲症又分为静止性、进行性 2 类。

先天性静止性夜盲症是常染色体显性或隐性遗传性眼病,此类夜盲的视力、视野、眼底均无异常,但暗适应功能降低,时间延长。出生后即可出现夜盲症状,不随年龄的增长而加重。先天性进行性夜盲症多与其他遗传性视网膜疾患并发,如原发性视网膜色素变性,其暗适应功能随病情进展而不断下降,同时伴有视力、视野及眼底的改变。

后天性夜盲症患者以维生素 A 缺乏为主，常由其他全身性疾病或营养不良引起，伴有暗适应障碍，视力、视野改变等。夜盲症患者的中央视觉正常，而边缘视觉减弱。人由光亮处突然进入暗处时最初看不清任何东西，经过一定时间，随着视觉敏感度逐渐增加，恢复在暗处的视力，此为暗适应。夜盲症患者由于维生素 A 供应不足，视紫红质合成不足，导致暗适应功能降低，时间延长。视野可分为中心视野和周边视野。在注视点以内 30°范围为中心视野，主要为视锥细胞的视野；30°以外范围叫周边视野，主要是视杆细胞的视野。夜盲患者是视杆细胞缺如或视紫红质缺乏，使视杆细胞系统功能受损，因此，周边视野缺损，严重者只剩下一点点中心视野。

（四）建议

如为先天性静止性夜盲，无需特殊治疗。因先天性进展性夜盲多与遗传相关，故目前并无有效的特殊治疗方法。后天性夜盲一般当全身性疾病得到控制后，夜盲症自然消失。维生素 A 为构成视觉细胞感光物质的组成成分，故缺乏维生素 A 可引起视杆细胞合成视紫红质障碍，从而导致夜盲。在妊娠、哺乳期的妇女及婴儿均应注意补充维生素 A。此外，持续紧张状态、感染、高热、长期发热、吸收不良、营养不良、甲状腺机能亢进、肝胆疾病均可导致维生素 A 缺乏。轻度维生素 A 缺乏时症状往往易被忽略，最早出现的可能是皮肤的损害，可出现毛囊角化过度及皮肤发干、感染或溃疡，可见累及毛囊和皮脂腺的丘疹，尤以四肢最为明显。维生素 A 严重不足时则出现夜盲症。因而家长应注意为孩子及时补充维生素。富含维生素 A 的食物包括肉类、动物肝脏、脂肪、蛋黄、胡萝卜、西红柿等。若出现夜盲症则需及时就医，在医师的指导下口服维生素 A 治疗。

陈晓瑜

三十二、孩子脱发要紧吗？

（一）定义

脱发即秃发，是指头发脱落的现象。正常脱落的头发都是处于退行期及休止期的毛发，由于进入退行期与新进入生长期的毛发不断处于动态平衡，故能维持正常数量的头发。病理性脱发是指各种原因引起的头发异常或过度的脱落。

（二）问诊内容

1. 孩子多大了？营养状况如何？

2. 脱发持续了多长时间？与季节是否有关？

3. 有无脱发家族史？

4. 近期学业是否紧张？有无精神压力？有无感染症状？

5. 有无接触某些放射性物质或服用过化疗药？除了脱发是否有其他不适？

（三）分析

一般毛发的生长周期可分为生长期（约3年）、退行期（约3周）和休止期（约3月）。各部位毛发并非同时生长或脱落，全部毛发中约80%处于生长期，正常人每日可脱落约70～100根头发，同时也有等量的头发再生。头发生长速度为每天0.27～0.4 mm，经3～4年可长至50～60 cm。临床上将秃发分为无瘢痕秃发和瘢痕秃发2种。无瘢痕秃发包括生理性秃发、斑秃、重病后症状性秃发及内分泌疾病导致的秃发，亦可见理化因素和药物所致的秃发。瘢痕秃发包括红斑狼疮、硬皮病及放疗后损伤毛囊。小儿秃发应详细询问病史，做细致的临床及实验室检查，结合毛发生长周期的生理特点进行综合分析后诊断。新生儿生后数周其头发色淡、细弱，色素逐渐加深，增粗变密，但生后数周至 3 个月之内常有脱发而逐渐恢复正常。小儿在 3 岁之内常有不规则脱发，可能与生长周期有关，以上均属于生理性脱发。斑秃是多种原因造成的一种局限性斑片状脱发，与劳累、精神紧张和自身免疫等因素有关，常突然发生，缓慢进展，可自行缓解，但又可反复发生。秃发区头皮正常，可片状脱发，也可弥漫性全头脱发致全秃，或全身性脱毛，是为普秃。初发于儿童者较易复发，并在日后发生全秃的较成人多。全秃的儿童难恢复。斑秃儿童常伴有发甲病，呈滴状下凹，形成纵嵴和不规则增厚、混浊，变脆等。全秃和普秃患者尤为明显，预后不定。与内分泌相关的雄激素性脱发是一种具有遗传因素参与的且依赖雄激素作用的特征性秃发，好发于 20～30 岁人群，一般儿童少见。

（四）建议

若为生理性脱发则不需要特殊治疗，随年龄增大，逐渐同正常人的毛发。若为斑秃，则一般先去除病因，例如缓解精神压力，调节自身免疫等。特殊治疗方法不多，可局部按摩、紫外线照射、红光照射、氦氖激光照射、音频电疗，有一定疗效。小片斑秃可局部注射如皮下注射醋酸氢化可的松混悬，或外用生发水如 10% 斑蝥酊，10% 芥子酊等也可收到一定疗效。亦可口服中药、锌剂及适量激素，但效果不肯定。若是由其他疾病引起的脱发则应治疗原发病，药物性、放射性引起的脱发则应避免接触此类药物或放射源，如治疗原发病需要则另当别论。

陈晓瑜

✚ 三十三、孩子面色苍白怎么办?

（一）定义

面色苍白是由于人体末梢血单位容积中的血红蛋白（Hb）量或红细胞数低于正常（即贫血），或面部毛细血管痉挛或充盈不足所致，如寒冷、惊恐、虚脱、休克等。

（二）问诊内容

1. 起病有无明显的诱因，如食蚕豆、服用阿司匹林类药物等？

2. 面色苍白的时间、程度如何？是进行性加重还是反复出现？

3. 有无伴随症状，如黄疸、皮肤出血点、关节疼痛、黑便和酱油色小便等？

4. 做过哪些检查，如红细胞形态、蚕豆病筛查、血红蛋白电泳、骨髓穿刺等，结果如何？

5. 有否使用抗贫血药物治疗？具体药物名称是什么？疗效如何？是否需要输血？

6. 婴幼儿采用何种方式喂养？有无添加辅食？年长儿有无偏食、挑食？

（三）分析

一过性面色苍白多为寒冷、惊恐、虚脱等因素导致面部毛细血管供血不足所致，经适当休息和对症处理后能很快好转。反复或长时间的面色苍白需要考虑贫血，如同时观察到眼结膜、舌、唇和甲床也苍白，化验手指末梢血中红细胞数或血红蛋白低于正常，则更支持贫血诊断。贫血是一个综合征，可由多种因素引起，其原因比较复杂，依据发病机制分为红细胞生成减少、丢失过多（失血）和破坏增加（溶血）3类。红细胞生成减少性贫血又分为红细胞生成原料的减少（如铁、叶酸和维生素 B_{12} 缺乏）和骨髓造血功能障碍（如白血病、再生障碍性贫血等）；失血性贫血分为急性失血和慢性失血（如消化道溃疡、肠虫症、特发性肺含铁血黄素沉着症等）；溶血性贫血分为红细胞内在因素异常（如遗传性球形红细胞增多症、蚕豆病、地中海贫血等）和外在因素异常（如自身免疫性溶血性贫血、DIC 等）。结合患儿病史与临床表现，由简到繁选择相应的实验室检查：如外周血红细胞形态、抗人球蛋白实验、血清铁蛋白、维生素 B_{12} 与叶酸水平测定、骨髓穿刺检查等，可帮助明确贫血的具体病因和原发病，以指导治疗。

（四）建议

去除病因是治疗贫血的关键，因此，应尽早查明贫血的确切原因，以采取针对性的治疗，方可治愈。未明确病因之前，切记不要盲目采取食物或药物"补血"治疗，因为补血药物中大多含有铁、叶酸等促进红细胞生成所需的原料，仅对缺铁或叶酸缺乏的贫血可能有效，对其他原因的贫血反而会耽误疾病诊治（如白血病），甚至起到相反的作用（如地中海贫血）。输血也最好在明确病因后进行，以免干扰实验检查。但是，当贫血特别严重，伴有精神意识障碍或心脏功能不全时，可以先输血抢救生命，日后再检查病因。

徐宏贵

三十四、孩子经常乏力怎么办？

（一）定义

乏力是一种非特异性的症状，可以是肝病的早期症状，也可以是其他一些疾病的预警信号，如肿瘤，甚至是生理性的，如过度劳累。乏力主要是患者的自我感受，有一定的主观性，靠与平时的日常活动相比得出，如平时可以上 3 层楼，现在上 1 层楼即感气喘、双腿发软、懒动等。

（二）问诊内容

1. 起病有无病因或诱因？有无过度劳累？有无睡眠不足？有无心脏病史？

2. 起病缓急、病程、性质（持续性、间歇性、复发性）如何？每天发作次数？是否有发热、咳嗽、鼻塞、流涕？有无恶心、呕吐、腹泻？有无活动障碍？有无精神异常？

3. 发病以来的饮食、睡眠、大小便及体重变化。

4. 发病以来是否到医院检查过？曾做过哪些检查和治疗？治疗是否有效？

5. 既往有无类似病史？有无呼吸系统、消化系统疾病？有无外伤史？有无神经系统、心血管系统、内分泌系统疾病史？

（三）分析

身体乏力有以下原因：

1. 因为盐中的钠能加强神经肌肉的兴奋性，所以体力劳动者若饮食太淡，钠摄入不足，则易致疲劳。

2. 睡眠不足可使人感到乏力。

3. 苯海拉明等抗组织胺药物可引起疲乏。

4. 饥饿的人因缺乏蛋白质和钾易感乏力。

5. 频繁吐泻和大量用利尿剂者因血钾低而致全身无力；但若血钾过高患者也感软弱，则需验血鉴别。

6. 糖尿病是最常导致乏力的疾病。患者由于糖代谢失常，高能磷酸键减少，负氮平衡，失水及电解质失衡等原因，易疲乏、虚弱无力，且有口渴、消瘦、多食、多尿等症状。

7. 贫血也常引起疲乏，严重的有慢性贫血，起病较骤的缺铁性贫血、急性失血性贫血、急性溶血性贫血等，这些患者均有乏力的现象。

8. 慢性肾炎患者也常感疲倦和乏力，而且因他们需长期吃低盐或无盐饮食，又容易缺钾，故乏力、失眠、腰酸常是他们就医的主诉。

9. 患了感冒和各种感染性疾病的人，几乎都有疲乏无力的体验。

10. 心衰病人因进食少，镁摄入少，提供能量的 ATP 不能被激活，故有乏力现象。

11. 很多内分泌疾病都有乏力的表现。乏力是甲状腺机能减弱病人的起初症状，也是甲状腺机能亢进病人的常见症状。

12. 最明显的乏力见于重症肌无力患者。由于患者的神经肌肉间传导障碍，其横纹肌极易疲乏，稍经活动，即迅速呈现无力状态，持续而迅速的动作更易引起疲乏，疲乏感往往晨轻晚重，补充氯化钾后乏力可减轻。

13. 白血病病人因同时存在贫血而亦常感乏力。除白血病之外很多恶性肿瘤的早期常表现为乏力症状，但同时伴有其他该肿瘤的常见症状，如肺癌常有咳嗽、咯血、胸痛等症状。

（四）建议

当小孩经常毫无原因（如过劳、睡眠不足、天气闷热、饥饿等）地乏力时，一方面，要及时就诊，把乏力的感觉及其他不适无遗漏地告诉医生；另一方面，不要过于紧张，因为病态的乏力，必然伴有其他的不适。重要的是与医生好好合作，做各种必要的血液化验及其他检查，以便及早查明病情，及时治疗。避免劳累过度。

陈雪贞

三十五、孩子不想上学怎么办？

（一）定义

学校恐怖症是儿童对学校特定环境异常恐惧，强烈地拒绝上学的一种情绪障碍，是恐怖症的一种类型。

（二）问诊内容

1. 不想上学有多少时间了？如何波动，有没有规律，与课程、老师、同学有无关系？

2. 有没有头痛、腹痛、恶心呕吐、食欲不佳、全身无力、尿频、遗尿等表现？有没有哭泣、吵闹、焦虑、情绪消极倦怠等表现？

3. 有没有幻觉、幻听表现？平时个性如何（脆弱、过分依赖吗）？

4. 学习成绩如何？在学校与同学老师相处如何？

（三）分析

学校恐怖症为常见的一种情绪障碍，5~7岁为第一高峰，可能与分离性焦虑障碍有关；11~12岁为第二高峰，可能与升中学、课业增多、压力加大或改换学校重新适应新环境、人际交往困难等因素有关；14岁为第三高峰，可能与性发育所带来不适感受、情绪抑郁有关。女性多见。患儿最突出症状是拒绝上学，可借头痛、腹痛、全身无力等表现博得父母同情而暂不上学。以后每令其上学则会哭泣、吵闹等，伴随头痛、腹痛、发热等症状。若被强制送至学校，则表现畏缩，不与他人交流，上课不敢正视老师，害怕被提问。上学时恐惧心理异常严重，放学后如释重负，不肯再上学，可有逃学现象。病程中后期还可出现毁物、攻击父母、自伤等行为以达到不去上学的目的，或情绪低落、消极、倦睡，严重时可出现精神症状。

（四）建议

孩子不愿意去上学，探明原因至关重要。若孩子个性比较脆弱、过分依赖，害怕与父母分离，不能在心理、生活及学习上自立，对集体生活无兴趣也无信心，则父母、老师应充分配合，增强学校的吸引力，鼓励支持孩子，向同胞和邻居的孩子学习；若孩子因在学校遇到学习困难或与他人相处受到欺侮，如老师的批评、同学的嘲笑，则应不强调以成绩作为单一评判标准，或帮助孩子与老师、同学沟通，建立和谐相处的关系，解除孩子顾虑；若孩子诉头痛、腹痛，则应予检查排除躯体疾病。

唐丹霞

三十六、孩子热性惊厥发作怎么办？

（一）定义

热性惊厥指的是发热状态下（腋温≥38.0 ℃）出现的惊厥发作，无中枢神经系统感染证据及导致惊厥的其他原因，既往也没有无热惊厥（即无发热状态下的惊厥）病史。

（二）问诊内容

1. 孩子多大了？发热是何时出现的？发生惊厥的时候距离发热有多长时间？

2. 惊厥发作时的体温？惊厥发作的具体表现怎样，如是全身性发作还是肢体某一部分发作？持续时间多长？缓解方式如何？本次发热病程中惊厥发作的次数是多少？

3. 发作后的精神状态、运动及语言情况如何？发作前后有无伴随其他表现，如头痛、呕吐等？

4. 以前有没有出现过类似情况？出生情况、智力及运动发育情况是否正常？

5. 有无误服药物毒物或脑外伤？

6. 家庭成员有无类似病史？

（三）分析

热性惊厥是儿童惊厥最常见的原因，具有年龄依赖性，多见于6月龄至3岁，通常发生在发热24 h内，如发热≥3天才出现惊厥发作，应注意寻找其他导致惊厥发作的原因。部分热性惊厥患儿以惊厥起病，发作前监护人可能未察觉到发热，但发作时或发作后立即发现发热，应注意避免误诊为癫痫首次发作。

根据临床特征，热性惊厥分为单纯性和复杂性。单纯性热性惊厥占70%~80%，发病年龄为6月龄~5岁，表现为全面性发作，持续时间<15 min、一次发热病程中发作一次、发作后无神经系统异常表现；复杂性热性惊厥占20%~30%，发病年龄多<6月龄或>5岁，表现为局灶性发作或全面性发作，发作持续时间≥15 min或一次发热病程中发作≥2次，发作后可有神经系统异常表现。热性惊厥持续状态是指发作时间≥30 min或反复发作、发作间期意识未恢复达30 min及以上。

引起热性惊厥的常见病因包括急性上呼吸道感染、鼻炎、中耳炎、肺炎、急性胃肠炎、出疹性疾病、尿路感染及个别非感染性的发热疾病等，病毒感染是主要原因。发病机制尚不明确，目前认为是患儿脑发育未完全成熟、髓鞘形成不完善、遗传易感性及发热等多方面因素相互作用所致，具有明显的年龄依赖性及家族遗传倾向。

本病是排除性诊断，应与发热寒战、婴幼儿屏气发作、晕厥、中枢神经系统感染、癫痫、中毒性脑病、代谢紊乱、急性中毒或遗传代谢病等其他病因所致的惊厥发作相鉴别。

（四）建议

热性惊厥发作期的家庭处理有以下几个要点。①大多数热性惊厥为短暂的自限性发作，持续时间1~3 min，不必急于止惊药物治疗，家长应保持镇定，将患儿置于安全处侧卧位平躺，防止跌落或意外伤害；②不应刺激患儿，切忌掐人中、撬开牙关、按压或摇晃患儿导致进一步伤害；③抽搐期间应保持呼吸道通畅，如口鼻腔分泌物较多，可让患儿平卧，头偏向一侧或保持侧卧位，及时清理口鼻腔分泌物，避免窒息；④如发作超过5 min 或发作后意识不清，则需尽快就医。

单纯性热性惊厥的远期预后良好，复杂性热性惊厥及惊厥持续状态的患儿建议到儿科神经专科进一步评估。热性惊厥患儿原则上无预防接种禁忌，一些疫苗接种后可能引起发热，进而导致惊厥，但这并非疫苗本身对大脑的直接作用，疫苗接种后发生热性惊厥的风险与其他发热疾病诱发的风险相似，患儿不必因此禁忌接种疫苗，否则可能给患儿带来更大的疾病风险。

侯乐乐

🩺 三十七、孩子肥胖怎么办？

（一）定义

肥胖症是由于能量摄入长期超过人体的消耗，使体内脂肪过度积聚，体重超过参考值范围的一种营养障碍性疾病。2 岁以上儿童肥胖诊断标准有 2 种：一种是根据体质指数（BMI），即体重与身高的平方之比（kg/m²），当 BMI 在同年龄、同性别正常儿童的第 85 百分位至第 95 百分位时为超重，超过第 95 百分位时为肥胖；另一种是用身高的体重来评价，当体重在同年龄、同身高正常儿童的第 85 百分位至第 97 百分位时为超重，超过第 97 百分位时为肥胖。

（二）问诊内容

1. 体重增长过快距今有多长时间？体重增长的速度，如一年增长多少千克？

2. 日常的饮食习惯、饮食量、运动量。

3. 运动时是否容易心慌、气急、易累？有无膝关节、髋关节等下肢关节疼痛、乏力？

4. 是否存在自卑、焦虑、畏惧人际交往等消极情绪？

5. 智力、运动发育是否正常？父母有无肥胖者？

（三）分析

儿童肥胖并非是一种疾病，而是多种因素所致的一种症状，按病因可分为单纯性肥胖和继发性肥胖。

单纯性肥胖是由遗传和环境因素共同作用产生的，与下列因素有关：①能量摄入过多，饮食不均衡，如快餐、膨化食品、煎炸类食品、烧烤类食品、含糖饮料等摄入过多，超过机体能量消耗和代谢需要，多余的能量转化为脂肪贮存在体内；②活动量过少，沉迷电子产品、缺乏适当的活动和体育锻炼，能量消耗过少而引起肥胖，肥胖儿童大多不喜爱运动，继而形成恶性循环；③遗传因素，肥胖的家族性与多基因遗传有关，父母皆肥胖的后代肥胖率高达 70%～80%，双亲之一肥胖者后代肥胖发生率为 40%～50%，双亲正常的后代肥胖发生率仅 10%～14%；④其他因素，如进食过快，饱食中枢和饥饿中枢调节失衡，精神创伤或心理异常等导致儿童过量进食。肥胖的发生常见于婴儿期、5～6 岁和青春期，孩子食欲旺盛、喜吃甜食和高脂肪食物。明显肥胖儿童常有疲劳感，用力时气短或腿痛；严重者由于脂肪过度堆积限制了胸廓和膈肌运动，使肺通气量不足、肺泡换气量减少，造成低氧血症、气促、发绀、红细胞增多、心脏扩大或出现充血性心力衰竭甚至死亡，称为肥胖-换氧不良综合征。肥胖儿童容易发生心理上的压抑，自我评价差，对性格、气质、个性、人际交往等都有消极影响，青春期可因苦恼于肥胖体型或急于减肥造成激烈的心理冲突，甚至自杀。

继发性肥胖是指某些内分泌、代谢、遗传、中枢神经系统疾病或使用某些药物所引起的肥胖，常伴有特殊面容、智能障碍、发育迟缓等，如Prader-Willi综合征，呈周围性肥胖，面部特征为杏仁样眼、鱼样嘴、小鞍状鼻和内眦赘皮，身材矮小，智能低下，肌张力低，外生殖器发育不良。

（四）建议

怀疑孩子肥胖时，首先应到正规的儿童保健门诊或儿童内分泌专科门诊就诊，进行专业评估，明确孩子是否达到肥胖症的标准，如果达到，还应进行相应检查明确病因，了解是否存在相关并发症。

儿童肥胖的治疗应以体重控制为基本概念，以促进生长发育、提高体质健康水平、控制脂肪增长在正常范围、养成科学良好的生活习惯、保持身心健康发育为目标，不进行以减少体重为目标的所谓"减肥"治疗，禁止采用禁食、饥饿或半饥饿、变相饥饿疗法，禁止使用所谓"减肥药物""减肥食品"或手术治疗。饮食疗法和运动疗法是2项最主要的措施。饮食方面，多推荐低脂肪、低糖类和高蛋白、高微量元素、适量纤维素食谱，培养良好的饮食习惯，避免不吃早餐或晚餐过饱，不吃宵夜、零食，减慢进食速度、细嚼慢咽等，不要经常用食物对儿童进行奖励，父母及其他家人也应建立平衡膳食、健康饮食习惯。运动方面，应循序渐进，不要操之过急，可鼓励孩子选择喜欢和有效、易于坚持的运动，如晨间跑步、散步等，活动量以运动后轻松愉快、不感到疲劳为原则，注意饭后不要立即坐下看电视等，提倡饭后参与家务和散步。

控制体重是一个长期的过程，应以肥胖儿童为中心，家长和医务人员共同参与，坚持饮食控制、适当运动，注意定期门诊复诊，监测体重变化及复查血脂、血糖等重要生化指标。

侯乐乐

🩺 三十八、孩子出皮疹如何处理？

（一）定义

皮疹是一种皮肤病变，常见的皮疹按形态可分为：斑疹（皮肤局限性颜色改变，无凸起或凹陷）、丘疹（皮肤实质性损害，直径小于 1 cm 的凸起型皮疹）、斑丘疹、疱疹、脓疱、风团（又称荨麻疹）等。皮下出血（瘀点、紫癜、瘀斑）不属于皮疹，但需与皮疹鉴别（皮疹受压时可褪色或消失，皮下出血受压时不褪色），往往见于造血系统疾病、严重感染、血管损害等需要及时就医的疾病。一种疾病可以引起多种皮疹，同一种皮疹也可以见于多种疾病，因此，病因的诊断需要结合详细的病史、其他临床检查。

（二）问诊内容

1. 皮疹出现、消失时间，发展的顺序，分布的部位？皮疹形态、颜色如何及受压是否褪色？有无瘙痒、脱屑等？

2. 有无发热，发热与皮疹的关系如何？有无抽搐？有无感冒样症状（咳嗽、眼睛畏光、流泪、结膜充血）？有无其他症状，如消化道症状，皮肤感染、挤压皮肤脓疮史，关节肿痛、头痛、肌肉疼痛等？

3. 药物过敏史，近期用药情况。

4. 食物过敏史、接触物过敏史，近期食物添加情况。

5. 有无传染病接触史、流行病地区生活史？有无蚊虫叮咬史（席子、窗帘等不清洁、接触宠物或草丛、树林等户外活动）、刺激性物质（酸、碱、染料、杀虫剂等）接触史？

（三）分析

皮疹是儿科最常见的临床表现之一，其原因很多，可以分为感染性和非感染性2大类。

1. 感染性疾病皮疹多见于急性传染病，通常伴有发热、食欲不振等全身症状（表3）。病原体多为病毒，也可能是细菌、梅毒。

表3　出疹性传染病

传染病	病　原	全身症状	皮疹特点	发热与皮疹关系
麻　疹	麻疹病毒	发热、咳嗽、结膜炎症状、口腔黏膜斑	红色斑丘疹，自头面到颈，往下至躯干，最后四肢，疹间皮肤正常，不痒	发热3~4天出疹，出疹时发热更高，咳嗽加重，精神差
手足口	肠道病毒	多数人有发热、咳嗽、食欲不佳	口腔、手足、臀部的斑丘疹、疱疹	多数发热时出疹

续表

传染病	病 原	全身症状	皮疹特点	发热与皮疹关系
水 痘	水痘-带状疱疹病毒	轻微的发热、全身不适	红色斑疹、丘疹，变成水疱，2～3天结痂，陆续分批出现，4种皮疹并存，瘙痒，首发于头、面、躯干，四肢末端少	全身症状轻
登革热	登革病毒	发热、头痛、眼眶痛、关节肌肉痛，婴幼儿症状不典型	多为斑疹、丘疹或麻疹样皮疹，瘙痒	病程3～6天发热时出现
风 疹	风疹病毒	症状轻，可有发热、耳后、枕部淋巴结肿痛	斑丘疹，面颈迅速发展到全身，手掌、足底一般无疹，疹间皮肤正常	症状出现后1～2天出疹
猩红热	乙型溶血性链球菌	发热、头痛、咽痛、食欲差，颈部淋巴结肿大	始于耳后、颈、上胸，很快延及全身，细小、密集的斑丘疹，疹间皮肤充血，瘙痒	发热1～2天出疹，出疹时高热
伤 寒	伤寒杆菌	常有高热、乏力、腹痛、食欲差，病程长	起病1～2周胸、腹、肩背部出现淡红色小斑丘疹，直径2～4 mm，多在10个以下，可分批出现，四肢罕见	出疹时高热
梅 毒	梅毒螺旋体	梅毒鼻炎、骨梅毒及其他器官损害表现	多样性如斑疹、丘疹、结节、溃疡等，不痒或微痒	可无发热

常见的感染性皮疹还见于幼儿急疹、新生儿脓疱病、念珠菌感染、传染性单核细胞增多症（EB 病毒感染所致，详见第八十七问）。

幼儿急疹：为人类疱疹病毒 6 型感染，典型表现为高热 1~5 天（高热时易发生惊厥），常有轻度腹泻，热退后出疹，为红色斑丘疹，一天出齐，主要分布于面部和躯干，四肢少，次日开始消退。

新生儿脓疱病：多为金黄色葡萄球菌感染，脓疱直径 1~10 mm，疱周有红晕，脓疱易破裂，分布于面部或其他部位。严重时伴有发热等全身中毒症状。

念珠菌感染：好发于婴幼儿腹股沟、会阴、腋窝等皱褶处，表皮潮红、糜烂，边缘附着鳞屑，外周有散在丘疹、丘疱疹、小脓疱，瘙痒或疼痛，外用抗真菌软膏治疗。常与尿布皮炎并存，尿布皮炎多累及婴儿会阴部，可延至下腹部，皮肤大片潮红，也可为斑丘疹和丘疹，边界清楚，应勤换尿布，保持会阴干洁，外用氧化锌油或鞣酸软膏。

2. 非感染性疾病皮疹一般不伴发热等症状，常见的原因包括过敏性疾病（如湿疹、药疹、荨麻疹）、痱子，少见的原因有风湿性疾病（如川崎病、系统性红斑狼疮等）、维生素 A 缺乏、朗格汉斯细胞组织细胞增生症。

湿疹：多见于婴儿，皮疹多样（红斑基础上的丘疹、丘疱疹、水疱），对称分布于面部、颈部、头部，也可见于其他部位，瘙痒，抓破、摩擦后形成糜烂、渗出，干燥后结黄色痂。婴儿湿疹常与牛奶蛋白过敏有关，其他食物过敏原、吸入花粉或尘螨、干燥也可能诱发。湿疹样皮疹持续 12 个月以上，分布于腘窝、肘窝等身体屈侧，个人、父母或同胞有哮喘、过敏性鼻炎、皮炎等过敏性疾病史，患儿嗜酸性粒细胞增高和血清 IgE 升高，应考虑特应性皮炎，部分患者迁延至儿童期，甚至成年。

药疹：容易引起药疹的药物主要有抗生素、解热镇痛药、抗癫痫药、中草药。伴有原发病的临床表现。皮疹多样（斑疹、丘疹、风团），麻疹型和猩红热型最常见（占90%），荨麻疹型（占5%），皮疹出现可有一定潜伏期，首次用药一般需4~20天，已经致敏再次用药，常数分钟至24 h内发病。

荨麻疹：食物过敏原（鱼虾蟹、牛奶、鸡蛋、食品添加剂等）、药物、蚊虫叮咬、吸入物、接触物、冷刺激均可诱发，感染引起者可伴有发热等症状。常先感觉皮肤痒，随后迅速出现风团，无固定大小和部位，数分钟至数小时内（通常不超24 h）水肿减轻，变成红斑渐消退，不留痕迹，新风团可不断发生。婴幼儿蚊虫叮咬常表现为丘疹样荨麻疹，好发于身体伸侧，散发或成批出现，表现为红棕色、直径2~3 mm的略带纺锤形的风团，顶端似有疱疹，但质地坚硬不易破，有瘙痒。

其他：痱子常发生于闷热环境，多为密集排列的针尖大小丘疹、丘疱疹，周围发红，有灼热和痒感，好发于腋窝、肘窝、额、颈、躯干。日晒伤为暴晒部位出现鲜红色红斑，严重者水肿、水疱，有灼痛感。风湿性疾病常在发热时出现一过性斑丘疹，伴随其他特征性表现。

（四）建议

伴有发热等全身症状的皮疹，应及时就医诊断是否传染病、严重感染、风湿性疾病。传染病应严格隔离（表4），部分传染病可发生严重并发症，因此，症状重者应及时选择定点医院救治。重视儿童的疫苗接种，疾病流行期避免接触患儿。加强皮疹护理，修剪指甲，勤换内衣，防止皮疹抓破继发感染，继发感染需加用抗生素。除水痘、传染性单核细胞增多症建议抗病毒外，其他病毒性疾病主要是对症治疗，如炉甘石止痒、退热、止咳祛痰等。细菌性疾病应早期足量使用敏感抗生素治疗。梅毒应强制隔离治疗。怀疑风湿性疾病应尽早确诊，及时治疗，防止留下后遗症。

过敏性疾病应避免引起过敏的原因，婴儿湿疹建议母乳喂养，避免挠抓、热水烫洗、刺激性食物，避免皮肤干燥（减少洗澡和使用肥皂的次数，外用保湿剂），外用糖皮质激素软膏。怀疑药疹应立即停用可疑药物，不滥用药物，外用炉甘石洗剂或苯海拉明止痒。口服抗过敏药物。严重荨麻疹和药物过敏可能发生呼吸困难、窒息、感染性休克等危急情况，应立即送医院抢救。

表4　出疹性传染病的隔离措施

传染病	传播途径	隔离措施
麻疹	呼吸道	隔离至出疹后5天，合并肺炎者延长至出疹后10天，接触麻疹的易感儿隔离3周
手足口病	粪—口、呼吸道或接触	隔离至体温正常，疱疹结痂，皮疹消退，约2周
水痘	呼吸道或接触	隔离至皮疹结痂，约1周
登革热	带毒伊蚊叮咬	防蚊隔离至完全退热
风疹	呼吸道	隔离至出疹后5日
猩红热	呼吸道	隔离至治疗后至少7天，3次咽拭子培养阴性且无并发症；接触者隔离观察7天
伤寒	粪—口传播	隔离至体温正常后15天；接触者隔离观察15天
梅毒	母婴、血液传播、接触	强制隔离治疗

张碧红

🏥 三十九、孩子睡眠时老擦腿是病吗?

(一)定义

儿童擦腿综合征也叫做儿童情感交叉擦腿综合征,是儿童通过擦腿引起兴奋的一种运动行为障碍,与环境和心理行为因素有关,属于功能性心理行为问题。在儿童中并不少见,女孩与幼儿更多见。

(二)问诊内容

1. 擦腿发作的时间是在入睡前、醒后,还是玩耍时?

2. 发作时神志是否清醒?是否可以被分散注意力而终止?

3. 是否伴有凝视、四肢抽动等表现?

4. 有无长期处于孤独、单调的生活环境?

5. 有无尿路感染、外阴炎症、包茎或包皮过长的情况?

(三)分析

发生擦腿综合征的儿童智力正常,发作时意识清醒,多在入睡、醒后或玩耍时发作,可被分散注意力而终止。发作时,女孩喜坐硬物,手按腿及下腹部,双下肢伸直交叉夹紧,手握拳或抓住东西使劲;男孩多表现为伏卧在床上,来回蹭,或与女孩表现类似。女孩发作后外阴充血,分泌物增多或阴唇色素加深;男孩阴茎勃起,尿道口稍充血,轻度水肿。有观点认为擦腿综合征的儿童存在性激素水平紊乱,但尚没有获得普遍认同;也有研究表明长期处于孤独、单调的生活环境可能诱发和加重此征的发生;

另外，出现擦腿行为还可能是对泌尿生殖系统疾病，如尿路感染、外阴炎症、包茎或包皮过长等的本能反应。擦腿综合征日渐被关注，而社会上人们对此知之甚少。家长存在困惑，常将其视为羞耻、不道德的行为，会以打骂等粗暴的方式对待患儿，造成一些儿童产生心理问题，如多疑、焦虑、恐惧、抑郁和自责等。然而从心理上来说，儿童并没有形成性意识，擦腿行为是在没有明确性意识的背景下发生的，与成人的性高潮是有本质区别的。

（四）建议

父母多陪伴儿童，给予更多的情感支持，帮助儿童养成良好的卫生习惯，及早治愈泌尿生殖系统疾病，使小儿平时生活轻松、愉快，解除心理压力，鼓励参加各种游戏活动等心理行为治疗是公认的必要措施。发作时以有趣的事物分散儿童的注意力、睡前让儿童疲倦后很快入睡、醒后立即起床等均可减少发作机会。从小培养良好的清洁外阴的习惯。儿童擦腿综合征多随年龄增长而逐渐消失。

张丽娜

四十、孩子老做深呼吸动作是病吗?

（一）定义

有些孩子，特别学龄前期到学龄期的孩子，会在一个时期出现强迫性的深呼吸动作。一般在神志清楚、精神紧张时出现，做张口耸肩深吸气动作，频率多不快。其原因有可能与呼吸道疾病所致的不适有关，也可能与情绪精神紧张有关，还可能是神经调控不当下的抽动症表现，得根据多方面表现综合分析。

（二）问诊内容

1. 孩子做这种深呼吸动作有多长时间，是否频密，是否很吃力？

2. 孩子的深呼吸表现是在何种情况下发生的，持续存在还是间歇发生？

3. 睡眠时是否也有发生？

4. 有没有伴发热、咳嗽、咳痰、喉咙不适？有没有伴随眨眼、吸鼻等症状？

（三）分析

孩子做深吸气动作可能有 2 种原因：一种是呼吸道不适，常见于咽炎、喉炎、支气管炎、支气管哮喘，也可能见于气管异物。这种情况常常急性起病，病程不长，多在 2～3 天，深吸气动作可能较频，吸气费力，人较疲倦。这时要注意有无异物吸入，同时要了解有无咳嗽气喘，咽痛声嘶，有无发热流涕。另一种原因可能与神经调控障碍有关，常见于多发性抽动，又叫抽动秽语综合征。该症多在学龄前期到学龄期发生，男性多见，其特征是不自主、突发、快速重复的局部肌肉的抽动，多表现为刻板眨眼、缩鼻、撇嘴和/或耸肩，有些也会表现为不自主深吸气或腹部抽动等。因此，临床上要予以鉴别。

（四）建议

孩子出现强迫性深吸气动作，如果不伴有烦躁不安、气促气喘、乏力，那么可以先观察，注意休息，规律作息，少看电视、电脑，少玩电子游戏，多做些户外活动，以纾解孩子情绪。如果这种表现只是在 2～3 天短时间内出现，那么先要排除呼吸道病变的可能且不伴其他表现，再做上述心理调节。如果症状仍不能消除，就得到儿童神经专科或儿童心理专科门诊就诊。在心理行为治疗的同时可服用氟哌啶醇或硫必利等药物治疗，一般能较快取得效果。但要巩固效果，须整合正确教育、心理引导、作息调整和药物治疗等多方面的工作。

罗向阳

⊕ 四十一、孩子运动发育落后怎么办？

（一）定义

精神运动发育迟缓，常用来描述运动或智力技能的落后，达不到正常发育里程碑所要求的内容，运动发育落后重点是运动技能的落后。如果运动发育程度落后于相应月龄或伴有肌力、肌张力的异常，就提示中枢神经系统可能存在发育迟缓或异常。

（二）问诊内容

1. 什么时候发现孩子运动比同龄孩子落后？

2. 什么时候会抬头、翻身、坐、爬、站、走、跑等？

3. 孩子抓握动作和手眼协调能力表现如何？是否有语言、听力、视力、智力、行为等方面异常？

4. 孩子出生时情况如何？围产期是否有异常，表现在哪些方面？

5. 孩了的喂养情况如何？是否有慢性腹泻、咳嗽等疾病？

6. 是否有类似的家族史？

（三）分析

儿童运动发育迟缓多表现在粗大动作和精细动作2个方面的发展落后上。

1. 粗大动作发展落后

粗大动作又称为大肌肉动作，像走、跑、钻、爬、滚等基本动作，身体各部位配合的协调动作和控制身体的平衡动作也属于粗大动作。粗大动作发展落后的幼儿达到基础运动发展里程碑的时间较晚，而且有以下特征中一个或多个方面的表现：基本动作困难、平衡困难和协调困难。

2. 精细动作发展落后

精细动作又可称为小肌肉动作，主要是指手腕、手掌、手指、指尖等部位的局部动作和协调，也包括双手互动及手眼协调等。幼儿精细动作发展落后主要表现为以下3种形式：单手动作困难、双手互动困难和手眼协调困难。

目前常用的运动发育筛查评定量表包括新生儿20项行为神经测查方法（NBNA）、全身运动评估（GMs）、丹佛发育筛查测验（DDST）、瑞文智力测验（RIT）；运动发育诊断评定量表常用的包括0～6岁儿童神经心理发育量表，贝利婴幼儿发展量表（BSID）、Gesell发育诊断量表、Peabody运动量表。发育量表的评估要动态观察，要注意影响因素，单一的方法不足以诊断，因此，要进行综合评估。

儿童运动发育迟缓病因可分为产前因素、围产期因素、产后因素及不确定因素。因为儿童运动发育迟缓的病因复杂多样，所以临床上对儿童运动发育迟缓的诊断应包括临床评估（病史、体格检查等）、病因分析（代谢、基因评估等）及影像学评估等，并据此做出综合的诊断、制定治疗及康复方案，以改善其预后。

（四）建议

儿童运动发育迟缓的早期干预除早期的发现、预防和康复治疗之外，教育干预也日益得到重视。早期教育干预是一系列综合性干预措施，与幼儿的日常生活和学习密切结合，使专业训练人员、教师及家长共同来促进运动发育迟缓幼儿的发展。

1. 开展运动强化训练

运动强化训练是指在专业人员指导下的对运动发育迟缓患儿的运动系统（包括身体各部位的肌肉、骨骼和关节）展开的有目的、有计划、一定量的动作锻炼。运动强化训练是目前康复治疗的主要方法，也是教育干预的重要措施。运动强化训练主要有感觉统合训练、运动疗法和作业疗法等。

2. 为患儿提供充足的运动条件

儿童的发展具有明显的受环境影响性，从外部条件上创设良好的环境，提供充分的运动机会，能很好地激发幼儿的运动兴趣，避免运动发育迟缓患儿因自身的缺陷而裹足不前。

3. 家庭的配合干预

运动发育迟缓患儿的康复是一项长期而艰苦的工作，家庭在这一过程中所起的作用举足轻重。尤其是家长积极而科学的配合，将会极大有利于患儿的康复。

何展文

⚕ 四十二、孩子语言发育落后怎么办?

（一）定义

儿童语言发育迟缓是指发育中的儿童因各种原因所致的在预期时间内未能达到与其实际年龄相应的语言水平，但不包括由于听力障碍引起的语言发育迟缓。儿童语言障碍诊断标准：18 个月时不能说单字；24 个月时所说单词量少于 30 个；36 个月不能说短语（词组）。

（二）问诊内容

1. 什么时候发现孩子语言发育比同龄孩子落后?

2. 孩子语言发育里程碑怎么样，即何时发声、笑、牙牙学语，何时会说字、词、短语、句子等? 是否合并有运动、听力、视力、行为、智力等方面异常?

3. 孩子出生时情况如何? 围产期是否有异常，表现为哪些方面? 既往是否有脑炎、脑梗死和脑病等疾病?

4. 是否有类似的家族史?

（三）分析

儿童的语言表达简单和不会主动提问可能提示儿童语言发育落后。

1. 造成儿童语言发育迟缓的原因很多，主要有以下几方面的原因：

（1）智力发育迟缓。是指由各种原因导致的大脑损伤，致使智力发育障碍，表现为智力水平比同龄儿童低（IQ 值在 70 以下），并伴有不同程度的适应性行为障碍。智力发育迟缓儿童，在听理解、言语表达、语言获得等方面都比正常儿童落后或迟缓。

（2）特发性语言障碍，又称为发育性语言障碍、语言滞后。是指单纯性语言功能或能力的某一方面或全面发育迟缓。除语言障碍外，其他方面的发育都正常，并且不存在有导致语言不能正常发育的一般原因，如听功能障碍、智力低下、严重的个性失调等，是不属任何其他类型或不是伴发于其他疾病的语言障碍。发育性语言障碍属于儿童语言发育迟缓的一种特殊类型。发育性语言障碍常表现为：①学会发第一个词的时间晚，多出现在 2 岁以后，正常应出现在 10～15 个月；②接近 3 岁时才能发出单词或 2 个词的句子，正常应出现在 12～18 个月；③接近 4 岁时才会用代词，尤其是会用"我"，正常出现在 3 岁左右；④词汇量小；⑤不会说出复杂的句子，不遵守正常词序，用第三人称代替说"我"。

（3）行为障碍。语言障碍与行为问题密切相关，行为问题常继发于沟通障碍。突出的表现为不能听从指令，或因不能表达感受或愿望所表现出的行为障碍或焦虑。行为障碍和注意力缺陷的发生率在语言障碍的儿童中较高；然而，语言迟缓或语言障碍又可导致情绪障碍或心理创伤，从而加重行为问题。

（4）环境因素。儿童词汇量的发展和语言表达能力与其生活环境及父母的受教育程度、言语表达习惯和内容的丰富性等因素有着密切联系。在语言贫乏环境中长大的孩子，会出现语言发育迟缓，但这些儿童对早期治疗干预和语言刺激的反应最好。

2. 评定语言发育迟缓的方法主要包括以下几方面：

（1）听力测试。儿童语言异常首先要排除听力问题，可采用听觉行为反应检查法、条件探索听力检查、配景听力检查、游戏听力检查等。如有必要，要进行听力计检查法、听觉脑干诱发电位测试等。

（2）智力测试。儿童语言能力与智力密切相关，语言落后儿童要了解其智力情况。可采用 Gesell 测试、韦氏智力测验等方法。

（3）语言能力测评。《汉语沟通发展量表》可用于 8～30 月龄儿童或年龄较大语言发育落后的儿童。可以评估词汇理解、动作手势交流能力和词汇、语言表达方面的能力。

（四）建议

语言发育迟缓的儿童不仅需要持续的直接的语言训练，而且需要改变语言环境，去除与语言关联的各种不良因素。在进行语言康复训练之前，要尽量治疗原发病，纠正和矫治听力器官、发音器官等异常、畸形。

对尚未开口、只有理解的儿童，应该给予前语言阶段的干预。内容包括对声音、物品的注意；与他人共同玩耍时选择一些轮流性和想象性的游戏。对已经有语言，但内容少、形式简单的儿童，要求其模仿治疗人员说话，诱导其自发性地表达，并应用在生活中。目前各种语言康复训练以及多媒体技术图、义、声像动画等康复软件对语言发育迟缓的儿童有较好的疗效。另外传统医学中针灸、推拿等技术也有一定的疗效。语言言语是个循序渐进的过程，需要父母的密切配合、儿童本人积极参与，在轻松愉快的环境中，结合多元化、趣味化的治疗手段，持之以恒，才能达到满意的治疗效果。

何展文

四十三、孩子性格暴躁怎么办?

（一）定义

暴躁是指沉不住气，受刺激容易过度反应的性格特征。通常孩子会在受到挫折或要求未得到满足时，出现大哭大闹，坐在地上不起来，或者用头撞墙，撕扯自己的头发，破坏自己的玩具或家中物品等过激行为。劝阻或关注往往会使其变本加厉。孩子常常要在要求得到满足或无人理睬一段时间后才肯自行收场。

（二）问诊内容

1. 孩子性格暴躁有多长时间了？有无诱因，是否在受到创伤、暴力事件或者突发事件刺激后？

2. 在此之前家里或学校里有否发生过任何特别的事情？是否模仿家人、同伴或者电视形象？是否由于合理要求没有得到解决？

3. 发生的频率如何？是否在家里和学校表现一致，抑或两面派（在学校很温顺，在家里很暴躁）？暴躁的表现，即表情、语言（谩骂、粗口）、行为（破坏、攻击、自伤）如何？暴躁发泄的对象是物品、自己、相关人员、旁观人员、弱者？平复时间要多久？自行平复还是一定要达到目的？

4. 家长以往如何处理这种情况，有无效果？有无越发严重？

5. 有无家族史？平常家长用何种方式教育孩子？

（三）分析

孩子性格暴躁的原因主要与孩子本身的发育水平、气质类型，以及外界环境尤其是抚养人的不正确应对密切相关。①从发育的角度看，孩子（尤其是婴幼儿阶段）由于神经系统发育不完善、不成熟，其情绪反应往往不稳定，在需求不能满足的情况下，容易发脾气，甚至暴怒。②有些孩子本身的气质类型就为胆汁质，具有热情、直爽、精力旺盛的优点，同时也有脾气急躁、心境变化剧烈的不稳定性。③孩子性格暴躁最主要的原因是家庭养育过程中的溺爱。父母或祖父母对孩子的各种要求一味满足，使孩子缺乏自我调控情绪的能力，长此以往养成习惯，一旦条件无法满足则出现暴躁脾气。有行为心理学家认为，性格暴躁是通过学习过程不断强化的。也就是说孩子刚开始偶尔发脾气，可能是受挫折或者要求未满足引起，若此时家长为暂时缓解其情绪满足其要求，则会强化孩子发脾气的行为，让孩子主观上认为只要发脾气就能被满足，从而增加了孩子再次以发脾气为手段，要挟家长让步的可能性，久而久之，养成了孩子暴躁的性格。从学习的观点看，受挫折是始发因素，而后家长的让步等外界环境因素，对这种行为具有显著的强化作用。④还有一些孩子是因为被忽视等原因，为了更多地获得家长或抚养人的关注而发脾气。这就需要家长对其性格暴躁的诱发及强化因素加以分析。

通常来说，性格暴躁很少会造成严重后果，但任其发展可造成孩子情绪不良，社会适应能力下降，进而影响孩子的学业成绩或职业成就。绝大多数孩子随着年龄的增长，暴躁的性格尤其是肢体性表达生气情绪的症状会自行消失，但有些孩子会转换成其他类型的情绪问题，所以需要与攻击性行为及其他相关疾病相鉴别。

（四）建议

家长首先应该认识到自己的情绪会影响对暴躁孩子的有效管理，尽可能以平和的心态对待正在怒火冲冲的孩子。如果你自己大声地、愤怒地爆发，孩子会自然而然地模仿你的行为。保持一种平和的氛围，会缓解整体的紧张气氛，使你和孩子都感觉更好，更能自我控制。尽量减少对孩子说"不"。当孩子出现发脾气的征兆时，把孩子转移到更容易接受的活动中去。在可接受的范围内允许孩子做出自我选择，例如："你想踢足球还是打篮球？你是上午还是下午去玩？"并切记千万不能让孩子伤害自己或者他人。当孩子有自伤的危险时（例如在坚硬的地板上乱撞），应该及时把他转移到一个安全的地方。

家长们处理孩子问题时应统一教育方式并坚定地执行，再根据发育年龄教孩子学会适当地等待与情绪调控的方法。如果是学龄前的孩子发脾气，你可以在保证他安全的前提下忽略该行为，即留在孩子能看到你的地方继续正常活动但不搭理他；对于学龄期孩子你可以平静地抱住他。对于大孩子，可以规定他在平静下来之前必须回到自己的房间，但避免用教训、威胁或者争吵的口气命令他。家长记住任何时候都要做情绪自控的典范。父母之间，父母与孩子之间，多点好好说，少点发脾气；多点商量，少点命令；多点耐心的说服，少点烦躁和不耐烦。要求孩子做到的自己先做到，这样的示范作用比单纯说教要强得多。

家长还应教孩子用正确的方式表达自己的意愿，鼓励孩子用语言表达需求，鼓励他们学习词汇，使用语言。家长们有必要让孩子明白一点，语言是最直接有效的表达方式。比如，让孩子好好说、直接说或者说出几个理由，告诉孩子："只要你好好说，理由又充分，爸爸妈妈是可以满足你的要求的。"而且，让孩子经常练习这些正确的表达技巧——想要妈妈的关注，可以说："妈妈，抱抱我。""妈妈，陪我玩。"想要别人的玩具，可以请求："可以让我玩一会儿吗？"或者用商量的语气："你不玩的时候让我玩会儿行吗？"或者用交换的方法："我的小狗给你玩，你把车让我玩会儿吧？"

如果孩子发脾气时伤害自己或他人，或者破坏财产；发脾气时屏住呼吸并且晕倒；脾气的爆发很突然、很频繁，或者持续时间很长，这可能是情绪障碍的早期症状，请咨询儿科医生。

李平甘

✚ 四十四、孩子性格孤僻怎么办？

（一）定义

孤僻是指孩子在日常生活与学习活动中，无特殊原因的不愿与人交往、更不愿接触陌生环境的性格特征。主要特点：羞怯、胆小、怕事；不合群，伴随着孤单、孤独的情绪体验；从不主动发起交往，在与人交往的过程中总是处于被动地位；具有跨时间、情景的一致性，即它的发生不是暂时的，而且无论在陌生的环境下还是在熟悉的环境下均表现出一贯的孤独。孤僻属于一种性格特征，孤僻的孩子不一定有自闭症。

（二）问诊内容

1. 孩子性格孤僻有多长时间了？突然发生还是从小就有？

2. 在此之前家里或学校里发生过任何特别的事情吗？是想跟别人交往不得其法还是主动回避与别人接触？对熟悉的同龄人如（表）兄弟姐妹、同学、邻居孩子态度如何？对不熟悉的同龄人态度又如何？对熟悉的场所、环境和陌生的场所、环境态度是否一致？有无个别好朋友？

3. 平常家长用何种方式教育孩子？孩子独处时喜欢干什么？孩子有何兴趣和长处？

4. 这种孤僻的行为表现是否影响孩子的学习、生活，是否影响老师、同学对他的评价，是否伴随其他的躯体症状或精神症状，如食欲不振、睡眠不安、注意力不集中、幻觉、认知功能障碍、心境低落、兴趣与愉快感丧失、精神不济等？跟家人感情如何？

5. 小时候语言发育的重要里程碑怎样，即何时会发单音、片语、简单句子、复杂句子？

6. 有或曾有不断重复某个简单动作吗？会毫无意义地坚持某种做事顺序和方法吗？

（三）分析

要孩子学会愉快地跟外界交往的方法，家长们首先要分析孩子性格孤僻的原因，对症下药。主要的原因有以下几点。

1. 性格内向。包括先天的气质因素和后天的教养方式影响，通常是两者共同作用的结果。一方面，有些孩子天生气质敏感、腼腆，生活上遇到一些变化或者刺激，需要加以辅助才能慢慢适应。另一方面，孩子是父母的影子，如果父母本身就不喜欢与人交往，也不会与人交往，却要求孩子喜欢并善于与人交往，就有点强人所难了。还有些家长本身就性情古板、生活单调，平常寡言少语、不善交往，很少参与集体活动，喜欢单独娱乐，如练习书法、上网、读书、养花等，这些都可能使孩子变得沉默内向或沉迷于自己的某一兴趣爱好而不愿与人交往。此外，家庭不完整、单亲家庭也可能使孩子变得孤僻。

2. 教育者过于严厉。教育者（包括家长与教师）如果对孩子要求过于严厉甚至苛刻，孩子稍有过失或不遂其心愿，就严厉训斥甚至打骂，会使孩子整天提心吊胆，不敢越雷池半步，凡事做之前和做的过程中过度担心会失败或犯错误，久而久之就会形成退缩心理。

3. 情绪刺激。因情绪刺激而导致孤僻的孩子需要时间来平复刺激，严重时甚至需要专家的治疗。家长应该深入分析背后的成因，全面考察孩子周围的环境和日常生活，看看是否存在一些无形的心理压力。如果孩子在与人交往中曾受到伤害，如发音不准遭到嘲笑，回答问题错误被同学取笑，由于身体弱小而受到小朋友的欺负、蔑视，则很可能出现不说话，不与其他小朋友交往，不愿回答老师的任何提问等情况，他们会把自己封闭起来，以免遭受更多的伤害。因为孤僻、不说话可以避免失败、避免受到伤害，不与人交往反而使他们更有安全感。

4. 缺乏同龄玩伴。一些家长由于担心自己孩子会受欺负，怕孩子们在一起时会吵嘴、打架，或者怕自己的孩子和其他孩子交往会学坏，而尽量限制孩子与同龄人交往。家长们的过度保护往往会造成孩子缺乏与同伴交往的经验和能力，进入幼儿园过集体生活时，他们容易表现出胆小、退缩、孤僻、内向、冷漠等社会退缩的特点。

幼儿性格孤僻往往是日后诸多不良行为发生的预兆，如精神分裂、自杀、自残、人格变态、犯罪等。它所特有的障碍性、封闭性、顽固性和长期性对孩子的健康人格和将来的成就动机的影响不可小视。孩子性格孤僻会阻止他们对外界环境的探索，影响其社会性的发展，不利于其认知能力、交往能力、言语能力等方面的发展。研究表明，对孩子孤僻的性格若不加以弥补和干预，不仅会对其目前的行为功能发展造成严重障碍，而且会导致更广泛的行为功能的丧失，甚至会产生更可怕的诸如分裂型人格障碍等严重的心理疾病，其影响持续到成年期，会形成更加难以治愈的畸形性格。

（四）建议

根据孩子产生孤僻性格的原因及其身心特点，可以通过如下措施对孩子进行有针对性的教育。

1. 建构安全的心理环境。家庭要为孩子的健康成长提供安全的空间，所以建议家长们做到：给予孩子充分的尊重和理解，父母感情不和，不要在孩子面前表现出来；任何时候都不要对孩子说"因为……我们不要你了"；要经常以轻松愉快的情绪去感染孩子；在孩子面前要多谈些令人轻松的话题，不应将本来只属于父母的沉重话题暴露在孩子面前；面对困难、困境，父母必须要勇敢面对，让孩子感到父母是可以依靠的。

2. 帮助孩子建立积极的自我概念。儿童尤其是幼儿的自我评价处于他律阶段，他的自我概念通常是一个"镜面自我"，即重要的他人认为他是什么样的，他就认为自己是什么样的。如果孩子从周围的环境里得到的都是消极评价，那么他就很容易形成消极的自我概念。因此，家长要无条件地接纳孩子，多发现孩子的闪光点，多给予孩子积极的评价和肯定，要通过目光、表情、动作向孩子传达"你能行！""你很棒！""爸爸妈妈很喜欢你！"等积极信息，给予孩子持久而积极的期待。同时，要多为孩子提供与其能力相适应的任务，让他们不断地接受挑战，不断地获得成功体验，进而促进他们自信心的建立和积极自我概念的形成。

3. 鼓励孩子发展兴趣和特长，树立良好的榜样。家长可以通过平常的观察，了解孩子的爱好及特长，然后组织相应的活动，发挥他的特长和兴趣；同时，帮助他与兴趣相投的孩子成为朋友，特别是教会孩子一些具体可行的社交技巧，并不断扩大小组活动范围，这样有助于孩子一步一步走出孤僻的角落，在快乐的氛围中融入到伙伴群体中去，与其他孩子一起健康成长。还可以带孩子走出小家，走进社会大家庭，积极参与社区活动，为孩子树立良好的榜样；常带孩子到公共场所，接孩子回家的路上积极引导，孩子接触的人多了，胆子会渐渐大起来；多给孩子讲"勇敢的故事"，利用故事法引导孩子直面人际交往的困境。

4. 改变不当的教育方式。家长应该放弃溺爱、粗暴、冷漠、急躁、严厉、苛刻等教育方式，多以温暖、鼓励、支持的方式与孩子交流，培养孩子对新鲜事物的兴趣，形成热情、活泼、开朗的性格。

若除了性格孤僻，孩子还存在狭隘兴趣、重复刻板行为，应该想到自闭症的可能，或者有心境低落、兴趣与愉快感丧失、精神不济等抑郁症的表现，请及时带孩子向专科医生咨询。

李平甘

四十五、孩子厌食怎么办？

（一）定义

小儿厌食症是指小儿长时间出现食欲减退或食欲缺乏为主的症状，多发于 3 岁到 6 岁的孩童身上。它是一种症状，并非一种独立的疾病。小儿厌食症又称消化功能紊乱，主要的症状有呕吐、食欲不振、腹泻、便秘、腹胀、腹痛和便血等。

（二）问诊内容

厌食是儿科经常遇到的主诉，要弄清是否确系厌食。有的家长过分要求孩子进食，有时孩子食量变化较大或偏食，可误认为厌食。要从病史、体检和必要的化验检查深入了解，以排除消化系统疾病和全身性疾病对消化道的影响。

1. 孩子家庭和学校环境有无影响进食习惯的因素？

2. 厌食有多长时间？

3. 伴随症状如何，如有无发热、呕吐、腹痛、腹泻、便秘？有无寄生虫病？

4. 喂养方式及饮食习惯如何？是否喜欢高糖、高蛋白饮食？每次饭量多少？

5. 孩子是什么都不吃，或是喜欢的吃得多，不喜欢的吃得少？

6. 主要是谁带养孩子？

7. 近期有无服用药物？是否经常服用鱼肝油及补钙？

（三）分析

小儿厌食的症状不仅反映消化道的功能性或器质性疾病，且常出现在其他系统的疾病，尤其多见于中枢神经系统疾病或精神障碍及多种感染性疾病。因此必须详细询问有关病史，密切观察病情变化，对其原发疾病进行正确的诊断和治疗。

1. 大多数的厌食症与不良的饮食习惯有关。零食过多、餐前饮用大量饮料、进食时注意力不集中（如边听故事、边看电视边吃饭）等等不良的习惯，可以扰乱或抑制胃酸及消化酶的分泌，从而使患儿食欲减退。

2. 家长长期强迫进食的恶果。有些家长常常过分担心小儿营养不足，体重增长不快，进食量过小等，强迫小儿进食，大大影响了小儿的情绪，让小儿产生了"进食等于受罪"的错觉，并逐渐形成了条件反射性拒食，最终发展成厌食。

3. 多种急、慢性疾病常常伴有厌食。大家比较熟悉的病毒性肝炎、结核、肠道寄生虫、贫血等疾病，都可有厌食表现。所以小儿厌食，要及时找医生诊治，不应胡乱用药，以免耽误病情。

（四）建议

1. 先带小儿到正规医院儿科或消化内科进行全面细致的检查，排除那些可以导致厌食的慢性疾病，排除缺铁、缺锌。因原发病引起的厌食，应积极治疗原发病。

2. 饮食要规律，定时进餐，适当控制零食，保证饮食卫生；营养要全面，多吃粗粮杂粮和水果蔬菜；节制零食和甜食，少喝饮料。

3. 改善进食环境，使孩子能够集中精力进食并保持心情舒畅。进餐时大人过多地说笑，听广播，看电视，容易转移小儿吃饭的注意力，应排除各种干扰，让孩子专心吃饭。小儿进食父母不能过多干涉，也不要强迫孩子吃当时不爱吃的饭菜。另外，尽量让孩子与大人共餐，提高小儿进餐的积极性。

4. 家长应该避免"追喂"等过分关注孩子进食的行为。当孩子故意拒食时，不能迁就，但若一两顿不吃，家长也不要担心，这说明孩子摄入的能量已经够了，到一定的时间孩子自然会要求进食，绝不能以满足要求作为让孩子进食的条件。

5. 加强体育锻炼，保证充足睡眠，适量活动，定时排便。合理的生活制度能诱发、调动、保护和促进食欲。

6. 防止挑食和偏食。孩子喜欢吃的饭菜要适当地限制，防止过食损伤脾胃。要经常变换饭菜花样，使孩子有新鲜感，提高他们的食欲。

7. 不要盲目吃药，可以适当服用调理脾胃，促进消化吸收功能的中、西药。

高俊山

四十六、孩子全身浮肿怎么办？

（一）定义

浮肿又称水肿，系由过多的体液潴留于组织间隙内引起，可以表现为局部水肿和全身性水肿，而全身性水肿往往伴发浆膜腔积液，如腹腔积液、胸腔积液及心包积液等。水肿部位的皮肤发紧、肿胀，严重者皮肤发亮，甚至渗水。

（二）问诊内容

1. 孩子水肿时间有多长？性质如何（凹陷性/非凹陷性）？

2. 孩子水肿如何变化？起始部位？是急性出现还是进行性/缓慢加重？

3. 孩子水肿有无伴随症状，如智力低下、生长迟缓、反应迟钝、胃纳差、全身乏力、精神状态差、发热、头痛、呕吐、血压升高、尿量改变、小便性状改变（泡沫尿、尿液浑浊、尿色加深）、腹胀、肝脾肿大等？

4. 孩子水肿前有何诱因，如营养状态差、感染、外伤、过敏等？

5. 孩子接受过何种检查及治疗？效果如何？

（三）分析

水肿是一种常见的非特异性的临床表现，多种原因均可引起机体局部或全身性水肿。其主要的发生机制为机体体液平衡失调，导致过多体液聚集于组织间隙或体腔内，如血浆胶体渗透压降低、毛细血管内流体静力压升高、毛细血管壁通透性增高、淋巴液回流受阻。

全身水肿的病因大致可以分为以下几种情况:

1. 心源性水肿:风湿病、高血压病、系统性红斑狼疮等全身性疾病,以及心脏瓣膜病、心肌病、缩窄性心包炎等心脏病变引起心力衰竭、心脏泵血功能障碍,导致全身静脉回流受阻,毛细血管内流体静力压升高,使体液聚集于组织间隙。此类水肿多由身体下垂部位开始出现,逐步发展为全身性水肿,并伴随血压改变、心功能不全、颈静脉怒张等表现。

2. 肝源性水肿:肝脏疾病,如肝硬化、肝坏死、肝癌、急性肝炎等,一方面致门脉系统压力升高,静脉回流受阻;另一方面肝脏功能衰竭使蛋白合成障碍,血浆胶体渗透压降低,导致全身性水肿。此类水肿以肝脏病变为基础,病程长,多有肝功能异常、血浆蛋白含量改变等生化指标改变及肝脾肿大、腹腔积液、肝颈静脉回流征阳性及腹壁静脉曲张等体征。

3. 肾源性水肿:肾脏为体内水代谢的重要调节器官,肾脏疾病如急/慢性肾小球肾炎、肾病综合征、肾盂肾炎肾衰竭期、肾动脉硬化症、肾小管病变等均可影响肾脏对水的滤过、重吸收、排泄等,导致全身性水肿。此类水肿多以肾脏疾病为基础、进展迅速,常合并尿量减少/增多、蛋白尿、血尿等临床表现。

4. 营养不良性水肿:各种原因的引起的营养物质摄入不足、吸收障碍、蛋白合成障碍等均可引起血浆白蛋白下降、血浆胶体渗透压降低,从而导致全身性水肿。此类水肿病程长、进展慢、以营养不良为病变基础,水肿前多有消瘦、恶病质等临床表现。

5. 内分泌疾病:抗利尿激素分泌失调综合征、肾上腺皮质功能亢进(库欣综合征、醛固酮分泌增多症)、甲状腺功能低下(垂体前叶功能减退症、下丘脑促甲状腺素释放激素分泌不足）、甲状腺功能亢进等均可因水盐代谢失衡引起全身性水肿。

6. 新生儿硬肿症：系由寒冷、感染等原因引起，主要表现为反应低下、吃奶差/拒乳、低体温、皮肤硬肿及多器官功能损害等。

7. 过敏性水肿：属变态反应或神经源性，可因昆虫、机械刺激、温热刺激或感情激动而诱发。该类水肿有明确的过敏原接触史，可伴局部/全身疼痛、皮温升高、痒感等临床表现。

（四）建议

全身水肿治疗的关键在于分清水肿的病因。作为家长，应当充分观察孩子水肿的起始部位、进展情况、伴随症状并及时就医，切不可在不明病因情况下擅自用药。作为临床医生，在接诊全身水肿患儿时应当详细采集病史、全面体查并根据实验室检查结果全面分析、综合治疗。

刘祖霖

四十七、孩子会有高血压吗？

（一）定义

高血压系指是指以体循环动脉血压（收缩压和/或舒张压）增高为主要特征（连续 3 次非同日测得收缩压≥140 mmHg 和/或舒张压≥90 mmHg），可伴有心、脑、肾等器官的功能或器质性损害的临床综合征。随着医疗水平的改善和研究的深入，既往认为只有成人才会得高血压病的观点被证明是错误的。在 20 世纪 70 年代，儿童高血压发病率只有 0.5%～6.8%，到 1991 年，北京市调查发现，中小学生血压高出正常标准者竟达 9.4%，而且近年来儿童青少年高血压的发病率逐年上升。在儿童中，高血压的诊断标准为：3 次或 3 次以上测得平均收缩压和/或舒张压超过同性别、同年龄的儿童血压的第 95 百分位值，且根据血压可分为高血压 I 期（血压为 95～99 百分位+5 mmHg）和高血压 II 期（高压高于 99 百分位+5 mmHg）。

（二）问诊内容

1. 发现孩子高血压有多久了？什么情况下发现孩子有高血压？

2. 孩子血压值一般为多少？是否由专业人员测得？使用何种血压计？

3. 孩子有什么伴随症状，如肥胖、头晕、头痛、呕吐、心悸、活动受限、感染等？

4. 直系三代亲属中是否有高血压病患者？何时确诊为高血压病（确诊年龄）？是否需要药物控制血压？

（三）分析

儿童青少年高血压与成年人相同，可以分为原发性高血压和继发性高血压。

1. 原发性高血压：可发生在儿童青少年中，尤其随着生活条件改善及生活方式改变，儿童发病率呈逐年上升趋势。原发性高血压的儿童多处于 I 期，常有高血压和心血管疾病阳性家族史，且体型多肥胖。

2. 继发性高血压：在儿童中较成人更为常见，多见于年幼的 II 期高血压儿童及合并有全身性疾病的高血压儿童。常见病因如下。

①肾性高血压：急/慢性肾小球肾炎、肾病综合征、系统性红斑狼疮肾

损害等肾实质病变或肾动脉狭窄等肾血管病变是引起肾性高血压的常见原因，对有肾脏疾病的儿童应当密切监测血压变化，及时发现高血压并早期干预。②内分泌性高血压：原发性醛固酮增多症、嗜铬细胞瘤、库欣综合征、甲状腺功能亢进/减低等内分泌疾病通过引起水电解质代谢失衡，导致水钠潴留，是引起儿童继发性高血压的常见病因。当儿童被确诊为上述疾病时亦应当密切监测血压变化。③心源性高血压：法洛四联症、先天性主动脉狭窄等先天性心脏病及心肌炎、心包炎等心脏疾病往往可引起儿童高血压。④单基因遗传病：Liddle 综合征、Gordon 综合征、多发性内分泌肿瘤等疾病亦可导致儿童高血压。

对于以下几类儿童，应当密切测量血压：①既往有早产史、低出生体重、其他新生儿期需要重症监护疾病的病史；②先天性心脏病；③反复泌尿系感染、血尿或蛋白尿；④合并已知的泌尿系疾病或泌尿系畸形；⑤先天性肾脏疾病家族史；⑥实体器官移植；⑦恶性病或骨髓移植；⑧应用对血压有影响的药物治疗时；⑨伴随高血压的全身性疾病；⑩颅内压增高。

（四）建议

家长应当摒弃儿童无高血压的观点，当孩子出现肥胖，有肥胖、高血压家族史或其他危险因素时，应警惕孩子患高血压的可能，带孩子进行常规体检，监测血压，并积极改善生活方式，降低孩子患高血压的风险。作为儿科医生，应当严格掌握儿童血压的测量方法及诊断标准，临床中对儿童高血压高风险的人群应当密切监测血压变化，尽早发现高血压并进行积极治疗。

刘祖霖

☒ 四十八、孩子长期咳嗽怎么办?

(一) 定义

咳嗽是人体清除呼吸道分泌物或异物的保护性呼吸反射动作,当喉部或气管的黏膜受到物理性或化学性刺激时,人快速短促吸气,膈下降,声门迅速关闭,随即呼吸肌与腹肌快速收缩,使肺内压迅速上升,然后声门突然开放,肺内高压气流喷射而出,冲击声门裂缝而发生咳嗽动作与特别声响。

(二) 问诊内容

1. 孩子咳嗽多久了? 与昼夜或季节有无关系?

2. 性质如何 (单声、连声、阵发性等)? 孩子咳嗽时有无痰音/咳痰? 痰的颜色如何?

3. 孩子咳嗽时有无其他伴随症状,如鼻塞、流涕、发热、喘息、气促、呼吸费力、声音嘶哑等?

4. 孩子咳嗽时有无诱因,如长时间发声、异物吸入、受凉、特殊气味等?

(三) 分析

咳嗽是机体的防御反射,有利于清除呼吸道分泌物和有害因子,但频繁剧烈的咳嗽对患者的工作、生活和社会活动造成严重的影响。咳嗽因其持续时间长短、伴随症状、病因等可分为不同的种类。一般情况下我们认为：急性咳嗽<3周；亚急性咳嗽3~8周；慢性咳嗽≥8周；而在儿童中，我们把超过4周的咳嗽称为慢性咳嗽。

常见的急性或亚急性咳嗽多为呼吸道感染所致，如感冒（上呼吸道感染）、急性支气管炎、支气管肺炎等，这一类感染多为病毒感染所致，部分往往合并细菌感染，具有自限性或经抗感染治疗后迅速好转的特点。

儿童的慢性咳嗽病因较复杂，多见于以下几种情况。

1. 呼吸道感染和感染后咳嗽：呼吸道感染是儿童咳嗽就医的最主要原因，呼吸道感染后的平均咳嗽时间为1~3周，但有10%的咳嗽时间会超过4周。一些特殊病原体感染，如百日咳杆菌、结核杆菌、病毒（特别是呼吸道合胞病毒、副流感病毒、巨细胞病毒）、肺炎支原体、衣原体等呼吸道感染引起的咳嗽持续时间长，是儿童长期咳嗽的主要病因。

2. 咳嗽变异性哮喘：这是一类特殊但在儿童中较为常见的慢性咳嗽，其诊断标准为①咳嗽持续>4周，常在夜间和（或）清晨发作或加重，以干咳为主；②临床上无感染征象，或经较长时间抗生素治疗无效；③抗哮喘药物诊断性治疗有效；④排除其他原因引起的慢性咳嗽；⑤支气管激发试验阳性和（或）PEF每日变异率（连续监测1~2周）≥20%；⑥个人或一、二级亲属特应性疾病史，或变应原检测阳性。

3. 上气道咳嗽综合征：原因主要是感染、变应性鼻炎、鼻窦炎等引起鼻涕倒流或鼻后滴漏，刺激咽后壁引起咳嗽。该类患儿常表现为喉痒、疼痛、咳嗽，咯黏液脓性痰，部分患儿喉部有分泌物流动感；查体咽部淋巴滤泡增生，可呈鹅卵石样。

4. 胃食管反流性咳嗽：美国胸科医师学会认为胃食管反流是慢性咳嗽

发生的最主要的 3 个原因之一，主要临床特点包括阵发性咳嗽，多发生于夜间或饮食后；部分患儿伴有上腹部或剑突下不适、胸骨后烧灼感、胸痛、咽痛等；婴儿除引起咳嗽外，还可致喂养困难、窒息、心动过缓和背部呈弓形，甚至生长发育停滞或延迟。

5. 心因性咳嗽：在儿童和青少年较常见，特点是入睡后或转移注意力不咳嗽，常有焦虑症状，或不健康家庭环境背景。

6. 先天性呼吸道疾病：主要见于婴儿，如喉气管支气管软化、狭窄，血管环压迫，气管食管瘘，纤毛运动障碍。

此外，充分了解儿童咳嗽的性质和特点有助于判断咳嗽原因，如间断性干咳——衣原体感染；犬吠样咳——上呼吸道阻塞；阵发性痉咳伴吼声——百日咳和副百日咳；雁鸣样咳——心因性咳嗽；金属样咳——气管压迫；季节性发作——过敏性、反应性气道疾病；喂养时发生——食道支气管瘘、胃食管反流性咳嗽；运动后加重——反应性气道疾病、气管或心脏压迫；睡前加重，睡眠时消失——心因性；晨起加重伴脓痰——上气道咳嗽综合征；个人或家族史——反应性气道疾病。

（四）建议

咳嗽是儿童常见的临床表现之一，急性咳嗽多由呼吸道感染所致，具有自限性；而慢性咳嗽病因复杂。因此，家长在孩子出现咳嗽时应当充分分析咳嗽的诱因、性质、伴随症状等，若孩子咳嗽超过 4 周，应当立即就医。而儿科医生在接诊慢性咳嗽的患儿时，应当完整正确地进行病史采集与体格检查，然后根据病史选择相关检查：先常见病后少见病、先简单后复杂、先无创后有创，无法检查者可先进行诊断性治疗，根据治疗反应确定病因，无效者选择进一步检查。

刘祖霖

四十九、孩子反复呼吸道感染怎么办?

(一)定义

反复呼吸道感染指 1 年以内发生上、下呼吸道感染的次数频繁,超出正常范围。年龄在 0 至 2 岁的儿童,每年上呼吸道感染 7 次或下呼吸道感染 3 次;3 至 5 岁的儿童,每年上呼吸道感染 6 次或下呼吸道感染 2 次;6 至 12 岁的儿童,每年上呼吸道感染 5 次或下呼吸道感染 2 次。同时,2 次呼吸道感染的间隔时间至少应在 7 天以上;如果上呼吸道感染的次数未达到诊断标准,可加下呼吸感染的次数。符合上述标准的儿童才能诊断为反复呼吸道感染。

(二)问诊内容

1. 孩子平时抵抗力如何,一年中感冒次数大概有几次,肺炎有几次?

2. 以前反复感染在哪里就诊过,具体治疗怎么样?

3. 平时饮食喂养情况如何,有无适当补充维生素 D 和各种微量元素?

4. 既往是否有心脏病、结核等慢性病史?

5. 是否有食物、药物过敏史,是否按计划接种?

6. 居住周围环境如何,父母是否长期吸烟?

（三）分析

反复呼吸道感染会对儿童的生长发育、身心健康等造成严重影响，并常导致一些严重的并发症发生。其病因复杂，常见的易感因素主要有：

1. 感染与治疗不当。感染是小儿反复呼吸道感染的主要病因，90%的患儿呼吸道感染由病毒引起，常见的病毒有合胞病毒、流感病毒、副流感病毒、腺病毒等，细菌则以乙型链球菌、流感嗜血杆菌、肺炎链球菌等多见。小儿急性下呼吸道感染常有 2 种或 2 种以上病毒、细菌混合感染。另外，巨细胞病毒、肺炎支原体感染在患儿病原体感染中的地位也不可忽视。抗生素滥用可导致细菌产生耐药，给治疗带来困难。

2. 年龄、营养因素。偏食或长期食欲缺乏，未母乳喂养或人工喂养调配不当，造成营养不良、维生素 D 缺乏病、贫血等，患儿机体抵抗力下降，易反复多次发生呼吸道感染。

3. 维生素、微量元素及钙的缺乏。维生素缺乏，特别是维生素 A 缺乏症与小儿反复呼吸道感染的发生关系密切。微量元素的缺乏也是小儿反复呼吸道感染的重要原因之一，如小儿反复呼吸道感染急性期的血清铁、锌明显降低，且感染发作频率与下降程度有关；缺钙患儿易患呼吸道感染，并使病情加重。

4. 免疫功能低下。小儿反复呼吸道感染的发生与机体免疫功能密切相关。婴幼儿时期特异性免疫功能不成熟，以及原发或继发性免疫功能缺陷等都是小儿反复呼吸道感染发病的重要原因。

5. 环境和其他因素。被动吸烟、室内装修、汽车尾气、居住环境的大气污染等，可直接影响肺的换气功能，降低呼吸道的抵抗力，无疑也是小儿反复呼吸道感染的诱因之一。此外，早产、人工喂养、缺乏锻炼、长期使用糖皮质激素和免疫抑制剂等，也可导致小儿反复呼吸道感染的发病率明显升高。

辅助检查有血常规、体液免疫功能、细胞免疫功能、补体及调理素等检查，其他酌情可测红细胞免疫、同族凝集素滴度、白细胞吞噬指数、趋化试验等，必要时可进行活组织检查。

（四）建议

对于反复呼吸道感染的患儿，临床治疗时需查明引起疾病的主要病因，遵循急则治标、缓则治本的原则，实施综合防治措施。

首先，应寻找致病因素并给予相应处理。对鼻咽部慢性病灶，必要时请耳鼻咽喉科协助诊断。由于大部分上呼吸道感染系病毒感染，故不应滥用抗菌药物。

其次，平时加强营养、合理膳食。营养摄取要全面均衡，荤素要合理搭配，不要片面追求高蛋白、高热量食物，少吃油炸、烧烤食品；要避免偏食，养成多吃蔬菜、水果的习惯。家里要经常开窗通风，保持室内空气新鲜，适当安排户外活动和身体锻炼，避免被动吸烟及异味刺激等，对防治小儿反复呼吸道感染也十分重要。

再次，调节免疫功能，提高免疫力。治疗患儿反复呼吸道感染疾病的过程中，选择免疫调节剂进行辅助治疗是有效的。目前临床应用于免疫治疗的药物主要有：

1. 生物来源的免疫制剂：①丙种球蛋白。丙种球蛋白是人体免疫系统的主要效应分子，由 B 细胞产生，其中 5% 以上为 IgG，能够抵御某些病毒及细菌感染。另外还可以短期用于继发性免疫缺陷患儿,通过补充多种抗体,起到防治感染的作用。②干扰素。干扰素能够抑制病毒繁殖,调节免疫活性及增强巨噬细胞功能。

2. 菌苗类:①细菌溶解产物 (泛福舒,含流感嗜血杆菌、肺炎链球菌、克雷伯菌、金黄色葡萄球菌等8种菌冻干溶解物)。泛福舒是从呼吸道常见的8种感染致病菌中提取出的糖蛋白制剂,属于一种多细菌溶解物,对机体是一种非病源性细菌产物,能够显著升高患儿的 IgG 和 IgA 水平。②细菌溶解物 (兰菌净)。兰菌净是从呼吸道常见的6种致病菌中提取出细菌溶解物和核糖体,然后经过处理后制成的混悬液,能够增强免疫功能。

3. 化学制剂:匹多莫德能增强巨噬细胞和中性粒细胞的吞噬活性及趋化性,调节 T 细胞亚群的失衡,激活杀伤细胞 (NK 细胞),从而提高机体抗感染免疫力。

4. 中药制剂:主要是健脾生肌、活血化瘀、养阴补血,如防风通顺 (防风、荆芥、麻黄、连翘、当归、大黄)、健宝合剂 (生黄芪、太子参) 等。

最后,补充微量元素和各种维生素。适当补充铁、锌、维生素 A、维生素 C、维生素 B 等,可促进体内各种酶及蛋白的合成,促进淋巴组织的发育,维持体内正常的营养状态和生理功能,增强机体的抗病能力。

何展文

五十、孩子尿频怎么办?

(一)定义

排尿次数明显增多称尿频。正常小儿不同年龄排尿次数不同,出生后头几天内,因摄入量少,每日排尿仅 4~5 次;1 周后因新陈代谢旺盛,进水量较多而膀胱容量小,排尿突增至每日 20~25 次;1 岁时每日排尿 15~16 次,至学龄前和学龄期每日 6~7 次。只有了解了不同年龄小儿的正常排尿次数,才能判断是否有尿频。

(二)问诊内容

1. 每天排尿总共多少次?白天多还是晚上多?各有多少次?

2. 与饮水或摄入液体量多少有无关系?

3. 有无其他症状,如发热、尿急、尿痛、多饮、消瘦?

4. 有无异物、外伤史?

5. 做了哪些检查,如尿常规、泌尿系(肾脏、输尿管、膀胱)B 超等,有哪些阳性结果?用了哪些治疗方案,疗效如何?

(三)分析

导致尿频的原因较多,既可以是生理性、精神神经性的,也可以是许多疾病的症状之一。常见以下情况:

1. 尿路感染：除了尿频，排尿时有疼痛感，有时还可能发热。

2. 包皮过长、包茎：男孩可能由于尿液残留在包皮囊内刺激尿道口引起尿频。

3. 糖尿病：可以以夜尿增多、尿频起病，但同时伴有多饮、消瘦，查血糖等可进一步明确诊断。

4. 蛲虫症：由于蛲虫爬至尿道口而引起尿频，以女孩多见。

5. 异物：由于异物刺激，可引起尿频，甚至血尿。

6. 不良习惯：有家长在孩子很小就经常把尿，容易形成膀胱没有充盈满就排尿的习惯，久之导致膀胱只有少量小便也会有尿意。

7. 精神因素：有的孩子可能偶尔一次尿床，受到责备，担心以后再尿床，于是出现频繁排尿。

（四）建议

若出现尿频，需要详细询问病史和临床体检，结合血常规、尿常规、血糖、泌尿系 B 超等检查可以明确其病因。若为泌尿系感染引起，则需要行中段尿细菌培养，根据药物敏感性用药，在细菌培养结果未出时，可考虑以抗革兰氏阴性菌为主的药物如三代头孢等经验治疗。明确其他原因所致的予相应措施干预和治疗。

孟　哲

⊕ 五十一、孩子尿痛怎么办?

（一）定义

尿痛是指病人排尿时尿道或伴耻骨上区、会阴部位疼痛。其疼痛程度有轻有重，常呈烧灼样，重者痛如刀割。但儿童尤其是婴幼儿可能只表现排尿时哭闹，不能具体描述疼痛部位或性质。

（二）问诊内容

1. 尿痛多长时间了？疼痛性质怎样？

2. 疼痛有无诱因？

3. 有无伴随症状如发热、尿频？尿的颜色怎样？

4. 有无做过检查？

5. 有无治疗？治疗效果怎样？

（三）分析

尿痛也是儿科门诊常见临床表现之一，但婴幼儿不会描述，有时只表现排尿时哭闹。引起尿痛原因很多，最常见的是感染，女孩尿道相对短，更容易感染，尤其是各类细菌感染、病毒感染、支原体感染等。尿痛伴有肉眼血尿、泡沫样尿，需要考虑是否合并泌尿系感染或肾脏疾患。根据有无外伤史，排除局部外伤所致。另外，自身免疫性疾病所致肾损害也可能导致尿痛。因此需要详细分析尿痛所致原因。

（四）建议

一旦出现尿痛，需要去医院就诊。了解小孩有无其他伴随症状，如尿频、尿急、发热等。如有此类情况，多数是泌尿系感染所致。可以查尿常规、血常规了解感染情况，必要时行尿细菌培养，根据感染类别选用不同抗感染药物。其他引起尿痛原因则根据临床和特殊检查加以排除。

孟　哲

✚ 五十二、孩子发生尿布皮炎怎么办？

（一）定义

尿布皮炎俗称红臀，是指发生在尿布区域的急性刺激性皮肤炎症反应，是婴幼儿期最常见的皮肤病之一，发病率7%~35%，多见于1~4个月婴儿。而实际上，大多数婴幼儿均可发生不同程度的尿布皮炎。主要表现为会阴部、臀部包尿布处皮肤发生红斑、丘疹性皮炎，有时可蔓延至下腹部及大腿部，严重者可形成浅溃疡。

（二）问诊内容

1. 皮疹的形态、部位，是否有分泌物或者白色鳞屑？

2. 是否伴有发热、腹泻？是否有瘙痒、疼痛、哭闹不安？

3. 是否使用过抗生素等药物？

4. 采用何种喂养方式？

5. 是否使用尿布/尿不湿？更换尿布/尿不湿的频率？

（三）分析

尿布皮炎最常见的 3 种类型是摩擦性尿布皮炎、刺激性尿布皮炎和念珠菌性尿布皮炎，也是尿布区皮肤屏障功能下降和皮肤炎症反应逐渐加重而导致的尿布皮炎不同发展阶段。

1. 摩擦性尿布皮炎：主要累及最易受到摩擦的皮肤凸面，如大腿内侧面、生殖器区、臀部和下腹部，但是屈侧和皱褶不受累。皮损表现为淡红斑和少量鳞屑，尿布边缘可见"潮痕"状皮炎改变，患儿多无明显自觉症状。此型发生和消退均很迅速，只需勤换尿布、保持清洁即可自愈。

2. 刺激性尿布皮炎：皮损部位同前，但程度加重，表现为典型的发亮釉面样鲜红甚至暗红斑，周边散在带有光泽的粉红色丘疹、斑块和结节，重者可能发生糜烂、溃疡甚至继发感染。患儿可有瘙痒、疼痛、哭闹、躁动不安，甚至影响进食和睡眠。

3. 念珠菌性尿布皮炎：在刺激性尿布皮炎基础上，继发白色念珠菌感染而形成。典型表现为泛发牛肉红色红斑，境界清楚、边缘隆起，伴有白色鳞屑，周边散在卫星状分布的脓疱和鳞屑性丘疹。皮损好发于臀部、下腹部和大腿内侧面，可扩展至生殖器区域，如全部阴囊和阴唇皮肤，会阴、肛周和腹股沟皱褶处也可受累。

（四）建议

1. 轻中度尿布皮炎通过加强皮肤护理，可迅速缓解临床症状。中重度或轻中度尿布皮炎经上述处理无效时，需加用外用药治疗：

（1）每次清洗后用扑粉或用含氧化锌和（或）凡士林的润肤剂保护，以减少摩擦，隔离尿、便及其他刺激物和微生物；

（2）局部对症治疗，可应用炉甘石洗剂、氧化锌油膏、鞣酸软膏或低效价且不含氟的糖皮质激素制剂；

（3）继发细菌感染时，可外用抗生素软膏；

（4）合并白色念珠菌感染时，可外用抗真菌制剂。

2. 诊断明确后，治疗的关键在于预防。

（1）选择质地柔软、吸收性强、防回流的尿布。

（2）及时更换尿布，保持婴儿尿布区域干燥，减少尿布使用时间，尽量在空气中充分干燥皮肤。

（3）采用正确的保护方式：婴幼儿尿布区域皮肤薄弱敏感，应避免过度洗涤，如使用碱性肥皂、热水烫洗、大力摩擦尿布区域皮肤等。正确的方法是使用温水、柔软的棉布式脱脂棉球轻柔蘸洗，或者使用柔软的纸巾或湿巾擦拭皮肤，避免使用含有乙醇的纸巾和湿巾，待皮肤干后再包裹新的尿布。

（4）避免与一些防腐剂、除臭剂和某些霜、膏、油剂直接接触，衣物、尿布彻底清洗，以防洗涤剂残留。

（5）积极治疗婴儿腹泻。

（6）电吹风疗法：电吹风通过热气流可以使局部皮肤较快达到干燥效果，吹风部位方便控制，并且可以人为处理到阴囊、腹股沟等皮肤褶皱处。同时具有疗程短、操作方便等优点，易在家庭中实施。

张丽娜

⊕ 五十三、孩子睡眠遗尿怎么办?

（一）定义

正常小儿在 2～3 岁时已能控制排尿，如在 5 岁后仍发生不随意排尿即为遗尿症，大多数发生在夜间熟睡时，称夜间遗尿症，俗称尿床。

（二）问诊内容

1. 日常排尿习惯、遗尿频率；日常饮食饮水习惯，尤其晚上。

2. 是否一直遗尿及伴有多尿？有无尿急、间断排尿、尿线无力、腹压排尿等下尿路症状？有无任何尿路感染症状？

3. 有无白天尿失禁病史？排便习惯如何？是否伴随慢性便秘？

4. 是否患有严重打鼾或夜间呼吸睡眠暂停等？

5. 有无治疗史及治疗经过？

6. 儿童一些常见心理行为障碍如多动症、抑郁症也要问及。

7. 如可疑为继发性遗尿，应询问患儿父母是否有重大家庭事件发生；了解父母和患儿对遗尿的重视程度、家庭条件和治疗意愿等。

（三）分析

遗尿症分为原发性和继发性 2 类。

1. 原发性遗尿症：较多见，多有家族史，男多于女（2∶1～3∶1），无器质性病变，多因控制排尿能力迟滞所致。原发性遗尿症多发生在夜间，偶见白天午睡时。自每周 1～2 次至每夜 1 次，甚至一夜数次不等。健康状况欠佳、疲倦、过度兴奋紧张、情绪波动等都可使症状加重，有时会自动减轻或消失，亦可复发。约 50% 的患儿可于 3～4 年内发作次数逐渐减少而自愈，也有一部分患儿持续遗尿直至青春期，往往造成严重的心理负担，影响正常生活与学习。对遗尿症患儿必须首先排除能引起继发性遗尿症的全身或局部疾病。

2. 继发性遗尿症：大多由于全身性或泌尿系疾病，如糖尿病、尿崩症等引起，其他如智力低下、神经精神创伤、泌尿道畸形、感染，尤其是膀胱炎、尿道炎、会阴部炎症等，也可引起继发性遗尿现象。继发性遗尿症在处理原发疾病后症状即可消失。

（四）建议

原发性遗尿症的治疗首先要取得家长和患儿的合作。医师应指导家长安排适宜的生活制度和坚持排尿训练，绝对不能在小儿发生遗尿时加以责骂、讽刺、处罚等，否则会加重患儿的心理负担。应训练患儿将排尿时间间隔逐渐延长，每次排尿务必排尽；晚餐后应控制入水量，睡前排尿，不宜过度兴奋；睡熟后父母可在其经常遗尿时间之前唤醒，使其习惯于觉醒时主动排尿，必要时亦可采用警报器协助训练。药物治疗效果约 80%，常用去氨加压素，为抗利尿药，以减少泌尿量，每次 0.1～0.2 μg，睡前口服，疗程 3～6 个月。亦可应用丙咪嗪类药物治疗。

张丽娜

⊕ 五十四、孩子睡眠磨牙怎么办?

（一）定义

磨牙症指睡眠时习惯性磨牙，或白昼也有无意识磨牙习惯，并可随时间一点一点加重的一种慢性疾病。

（二）问诊内容

1. 什么时候磨牙较多，睡熟还是刚入睡?

2. 睡眠时候磨牙情况有多长时间? 磨牙发出的声音响不响?

3. 有没有发现大便有虫子或者服用过驱虫药物?

4. 平时胃口如何? 晚上会不会吃得很饱?

5. 孩子性格脾气怎样? 牙齿长得好不好? 等等。

（三）分析

夜磨牙是中枢神经系统大脑皮质颌骨运行区的部分脑细胞不正常兴奋导致三叉神经功能紊乱，三叉神经支配咀嚼肌发生强烈持续性非功能性收缩，使牙齿发生嘎嘎响声的咀嚼运动。

儿童出现睡眠磨牙是一种常见的现象，磨牙原因很多，但大部分都是一些良性的问题，常见以下几种情况:

1. 肠内寄生虫病尤其是肠蛔虫病，在儿童中相当多见。

2. 胃肠道或营养问题，如临睡前给小儿吃不易消化的食物会引起磨牙；缺乏维生素 D 常常会出现多汗、夜惊、烦躁不安和夜间磨牙。

3. 精神因素：小儿白天情绪激动、过度疲劳，或情绪紧张、学习紧张、压力大等这些因素都会引起磨牙。有些小孩受到家长的责骂，引起压抑、不安和焦虑，也会出现夜间磨牙的现象。

4. 口腔问题，如牙齿排列不齐，咀嚼肌用力过大或长期用一侧牙咀嚼，以及牙齿咬合关系不好，发生颞下颌关节功能紊乱，也会引起夜间磨牙；而孩子 8~11 岁换牙期间，因为牙龈发痒，很容易产生轻微的磨牙现象，这期间轻度磨牙属正常现象，如果比较严重就需要治疗了，过了这个阶段，磨牙现象通常会自行消失。

5. 生活规律改变、俯卧位睡眠姿势这些也一样会导致磨牙现象。

6. 神经系统疾病，如癫痫发作在睡眠的时候发作较多，有些孩子表现出反复磨牙的动作。

（四）建议

磨牙往往是由某种诱因引起的，但大部分都是一些功能性问题，睡眠磨牙在小儿及青春期的青少年发病率较高，随着年龄的增长、大脑功能的逐渐完善，其发作率会逐年下降，长大后自愈。但对于时间长、症状明显或者严重的患儿，也需要排除一些神经系统疾病。有些孩子因磨牙时间较长，虽经相应的治疗，磨牙动作不一定能在短时间内纠正过来，必须坚持较长时间的治疗才能好转。遇到反复磨牙的情况，需要看儿科医生和口腔科医生，一起进行相对应的诊治处理。

李栋方

🩺 五十五、孩子经常梦游怎么办？

（一）定义

梦游症也叫夜行症，是指睡眠中突然爬起来进行活动，而后又睡下，醒后对睡眠期间的活动一无所知的一种睡眠障碍。

（二）问诊内容

1. 有没有什么诱因？孩子平时的性格脾气如何？

2. 孩子梦游发生的时间是什么阶段，是刚睡着，还是熟睡的情况，是前半夜还是后半夜？梦游发生的频率如何？

3. 梦游出现的时候孩子的表现、活动范围等。

4. 梦游发生的时候有没有抽搐、遗尿的情况？

5. 有没有做什么干预措施，或者去哪里看过医生？有没有做过检查？

（三）分析

梦游不是发生在梦中，通常发生在入睡后的前 2~3 h。梦游症多发生在小儿期（6~12 岁），可发生在儿童的任何时期，但以 5~7 岁为多见，持续数年，进入青春期后多能自行消失。

梦游是一种睡眠障碍，症状一般为在半醒状态下在居所内走动，但有些患儿会离开居所或做出一些危险的举动。梦游的原因至今尚无法明确，可能与遗传、心理环境因素刺激有关。梦游症常符合以下表现：

1. 常有睡眠中起床行走行为，通常发生在主要睡眠阶段非快速眼动期的第三期。

2. 当梦游时，患者脸部表情呆板，对他人的刺激基本上不作反应，梦游者也很难被强行唤醒。

3. 清醒时（不管是在梦游结束后，还是在第二天早晨）患者对梦游中所发生的一切大都遗忘了。

4. 当从梦游状态醒来后的几分钟内，患者心理活动与行为均无损伤（尽管醒来最初一刻，患者会迷糊，且有定向力障碍）。

5. 梦游的起始及进行过程中没有诸如癫痫症一类的器质性因素加入，但患者可能患有癫痫，同时得不到正常的治疗。因此，发现患儿有梦游的表现，需要做相应的检查排除癫痫、精神心理疾病以及脑部的器质性病变。

（四）建议

儿童出现梦游不必过分担忧，绝大部分患儿随着年龄的增大、中枢神经系统发育成熟会自愈。父母要给予他们一个温暖安全的生活环境，避免不良心理刺激。同时家中要做必要的安全防范，如门窗加锁、房内不生火、不放危险物品。

家长见到孩子梦游最好不要马上去叫他，可以温柔地去提醒，让孩子平静下来，引导孩子回床上睡觉，协助孩子重新睡好，盖好被子等。如果突然把他叫醒，容易使孩子心里产生焦虑和恐惧情绪，造成负面影响。治疗梦游症时，需要心理治疗和药物治疗同时进行。应该去除不良的精神因素，消除焦虑、恐惧和紧张的情绪，改善其环境，使之注意劳逸结合和体育锻炼；根据其不同年龄可以辅以适当剂量的镇静安眠药物或中药调理。

简而言之，发生梦游的情况，还是需要及时看儿科神经专科医生，让医生来帮助诊断分析。

李栋方

五十六、孩子免疫力不全怎么办？

（一）定义

孩子在胎儿期能从母亲处获得一定的免疫物质，半岁左右消退，直至6岁以后孩子免疫系统才逐渐发育完善，因而6月龄至6岁的孩子往往处于免疫力不全的时期。在这个时期，孩子容易被外来病原体感染而得病，我们平时说的抵抗力差较多为这种情况。另外，有一部分因基因遗传变异而导致免疫系统异常的孩子，表现为自幼反复严重感染，易合并自身免疫疾病和恶性肿瘤，需考虑免疫缺陷病可能。

（二）问诊内容

1. 孩子有没有频繁感冒（3岁以下超过8次/年，3岁以上超过6次/年）？经常被医生诊断为鼻窦炎（超过5次/年）、中耳炎（超过3次/年）、扁桃体化脓（超过3次/年）？

2. 是否每次感冒咳嗽持续10天以上不能痊愈？

3. 有否经常发生的严重感染，如脑膜炎、骨髓炎、肺炎、败血症等？

4. 有没有出现持续或反复腹泻，吸收不良致体重不增，甚至语言、运动、智力发育迟缓?

5. 是否 1 岁以前反复鹅口疮?

6. 有没有反复发热?

7. 有没有严重的难以控制的湿疹?

（三）分析

免疫力强弱往往取决于免疫系统功能、遗传因素、环境因素，以及其他的如喂养、营养因素等。

1. 免疫系统功能：6 月至 6 岁，特别是 3 岁前，孩子的免疫系统未成熟，体内的免疫细胞功能及免疫物质数量不足，孩子接触病原体后容易被感染，如常见的感冒及由此继发的支气管炎或肺炎、病毒性肠胃炎、手足口病等。

2. 遗传因素：家族中有免疫缺陷病的患者，部分免疫缺陷病可通过基因遗传给下一代。孩子有先天畸形、早产等等都可以导致免疫力不全。

3. 环境因素：入园入托、居住环境拥挤或潮湿、家中有读幼儿园或小学的哥哥姐姐、被动吸烟、住所周围的环境污染、气候的急剧变化等。

4. 其他：如缺乏母乳喂养、偏食、维生素或微量元素摄入不足、过敏性体质、睡眠及户外运动不足、未进行疫苗接种等等。

（四）建议

有以上情况的孩子需到专科医院的儿童免疫专科或相关的呼吸消化专科就诊。同时，以下几点做法可以提高孩子的免疫力。

1. 均衡饮食、不偏食：为不同阶段的孩子选择适合的食物，如坚持母乳喂养（至少到 6 月，没办法母乳喂养的话，配方奶是最好的选择）、6 月后添加辅食（仍以母乳或配方奶为主）、1 岁后过度至母乳或配方奶为辅，尽可能多样化，提供肉、蛋、新鲜蔬果，保证蛋白质、微量元素的摄入。

2. 适量穿衣：过于单薄致受冷或过量穿衣使孩子总是处于汗津津的状态，也会增加感冒的机会。

3. 足够时间的户外活动：每天 1~2 h 的户外活动，既可提高免疫力，还可以预防近视。

4. 充足、规律的睡眠时间：良好的睡眠可以促进生长激素分泌，既可得到良好的生长动力，还可以使免疫系统得到休整，预防病原体入侵。

5. 保持良好的生活环境：干净、清洁的居住条件，通风通光足够、避免过度潮湿，可减少病原体或螨虫滋生。但必须强调，干净并不意味着要频繁使用消毒剂，已经有科学研究显示频繁使用消毒剂的孩子过敏性疾病发生率会明显升高。

6. 不滥用抗生素：普通感冒、病毒性肠胃炎应避免使用抗生素，不恰当的抗生素使用既会削弱免疫功能，还增加肠道菌群失衡、过敏风险。因此，患病后应咨询儿科医生意见再决定是否应用抗生素。

7. 接种疫苗：可使孩子针对不同的细菌病毒产生保护性抗体，减少病原体感染的机会。

8. 别太迷信"保健品"：孩子的免疫力不是靠"保健品"或者"补品"吃出来的，只要根据不同孩子的情况补充合适的维生素即可，例如 3 岁前补充维生素 AD。

李　静

五十七、孩子心跳快有问题吗？

（一）定义

心跳快指心率超过正常范围，即心率过快。年龄越小，心率越快，且易加速。进行体力活动、哭闹或精神紧张时，心率也明显加快。因此，小儿心率测定最好在安静时进行。各年龄心率参阅表5：

表5　各年龄心率平均值及范围（次/分）

年　龄	平均值	最小～最大值
出生～	127.9	88～158
2 天～	116.5	85～162
8 天～	146	115～172
1 个月～	139.5	111～167
4 个月～	130	105～158
7 个月～	124.8	109～154
1 岁～	119.2	85～137
3 岁～	108.8	75～133
4 岁～	100.8	71～133
6 岁～	91.7	68～125
8 岁～	88.9	64～123
11 岁～	82.3	52～115
男 12～14 岁	77.4	58～102
女 12～14 岁	87.3	55～109

（二）问诊内容

1. 什么时候发现孩子心跳过快？每分钟大概心跳多少次？

2. 孩子心跳快的症状是持续性，还是间断性的？

3. 在什么时间或什么情况下会出现心跳快？发生心跳快的时候是否是突然改变体位、剧烈运动、情绪激动、发烧等？心跳快的症状持续了多长时间？

4. 孩子心跳快时，有没有伴随其他症状，比如心慌、头晕、乏力、胸闷、胸痛、气促、面色苍白、口唇发紫、手脚颤动等？

5. 孩子有没有受凉？有没有感冒、喉咙痛等？有没有贫血、甲亢等？

6. 有没有服用过什么药物？

7. 孩子父母、兄弟姐妹有没有类似症状？孩子精神状况如何？

（三）分析

引起儿童心率过快有多种原因，有功能性的，也可见于器质性心脏病和心外因素。其产生主要与交感神经兴奋和迷走神经张力降低有关。

1. 生理性心率过快：如体位改变、体力活动、情绪兴奋、恐惧、激动等，都可使心率增快。

2. 药物性心率过快：如拟交感神经药物如麻黄碱、肾上腺素，副交感神经阻断药物如阿托品、甲状腺素等可引起心率过快。

3. 病理性心率过快：全身性疾病如高热、贫血、缺氧、感染、甲状腺功能亢进、疼痛、风湿热等可引起心率过快。

疾病引起的心率加快，最多见于发热的时候，体温每升高 1 ℃，心跳可增加 10～15 次/分。所以，能引起发热的疾病多会出现心率加快，但伤寒病人例外，伤寒病人的脉搏较缓慢，称为相对缓脉，这是伤寒的一个重要特征。肺炎、哮喘及其他疾病影响到心脏功能，出现心功能不全时，就会有心率过快、肝脏迅速增大、呼吸急促、口唇青紫等情况。贫血严重的患儿，心脏搏动的频率也会增快，以满足全身对血液供应的需要。而心血管方面的疾病，如心肌炎、心包炎、先心病、心律失常、β 受体亢进综合征等，也会使心率加快。心率过快，一般都能随着外界因素的消除、疾病的好转（如发热消退、贫血好转、心功能趋向正常）而逐渐恢复正常。

（四）建议

若发现孩子安静时心率持续过快，需及时就医，根据病情需要完善相关检查，如血压、心电图、心脏彩超、动态心电图、胸片、甲功、血常规、心功生化、风湿免疫、病原学检查等，及时找到病因，对症治疗。

注意平时保健，要起居有常、注意保暖、适度运动，避免暴食暴饮，饮食宜清淡，以瓜果蔬菜、瘦肉、豆制品等为主，忌油腻、生冷、咸辣食品。在使用易影响心率的药物时，要注意孩子的心率。

廖雄宇

五十八、孩子心跳慢有问题吗?

（一）定义

心跳慢即心动过缓，指心率低于正常范围，婴儿心率每分钟在 100 次以下，1~6 岁每分钟 80 次以下，6 岁以上每分钟 60 次以下。

（二）问诊内容

1. 什么时候发现孩子心跳过慢？每分钟大概心跳多少次？

2. 孩子心跳慢的症状是持续性，还是间断性的？是什么时候会出现心跳慢，白天还是睡眠时？心跳慢的症状持续多长时间？

3. 孩子心跳慢时，有没有伴随其他症状，比如乏力、胸闷、胸痛、面色苍白、口唇发紫、晕厥、抽搐等？

4. 孩子有没有受凉？有没有感冒、喉咙痛等？有没有甲低等？

5. 有没有服用过什么药物？平时是不是经常运动锻炼？有没有做过心脏手术？

6. 孩子父母、兄弟姐妹有没有类似症状？孩子精神状况如何？

（三）分析

正常儿童出现心动过缓一般无临床表现，多在体检或因其他原因就诊做心电图或 24 h 心电图时发现。

导致儿童心动过缓的原因大致如下：

1. 迷走神经张力过高：多见于正常儿童，主要表现在睡眠、屏气、胃显著扩张时。经常运动锻炼的年长儿童也可表现窦性心动过缓。咽部敏感的小儿用压舌板检查咽部时亦可出现窦性心动过缓。

2. 病理情况：少数见于病理情况，如风湿性心肌炎和病毒性心肌炎，脑缺氧和颅内压增高等心血管疾病，伤寒、流感等传染性疾病，黏液性水肿、甲状腺功能减低及高血钾等病症均可引起窦性心动过缓，应用 β 受体阻滞药、洋地黄等药物可引起窦性心动过缓。病理性原因致心动过缓，心率明显缓慢时，可出现精神差、倦怠，年长儿可诉头昏、胸闷。显著心率减慢时可出现晕厥，甚至抽搐。听诊时心率慢，常伴心律不齐，心音可正常。

严重过缓常出现交界性逸搏。持久性心动过缓可为病态窦房结综合征之早期症状，应密切观察。并发交界性逸搏或病态窦房结综合征，显著心率减慢时可出现晕厥、抽搐，常伴心律不齐、心源性休克。窦房传导阻滞者于注射阿托品或运动后，心率可成倍增加，而窦性心动过缓者窦性心律逐渐加快。另外还需注意有无房室传导阻滞。完善心电图可帮助诊断。

3. 心脏病手术后：特别是心房手术后，易引起窦性心动过缓。

（四）建议

若发现孩子持久地心跳慢，应到医院就诊，根据病情需要完善相关检查如常规心电图、动态心电图、心脏彩超、胸片、甲功、血常规、心功生化、风湿免疫、病原学检查等，及时找到病因。

对于正常儿童出现窦性心动过缓可不予治疗，但需临床随诊。有明确病因者，需积极治疗原发病，如风湿性心肌炎和病毒性心肌炎；积极治疗甲状腺功能减退症、尿毒症、风湿热、川崎病、神经系统因素、低温、麻醉与药物中毒等引起的心律失常；防止高血钾和各种药物引起的心动过缓。对于心动过缓伴症状或心率＜40次/分者（婴儿＜60次/分）应予药物治疗（异丙肾上腺素、阿托品、山莨菪碱等）。严重心律失常，上述治疗无效或不能改善者，需安装起搏器，防止发生心功能不全。

另外还需合理膳食，保证营养全面而均衡，饮食宜清淡，多吃蔬菜水果，忌油腻、生冷、咸辣食品。在使用易影响心率的药物时，要注意孩子的心率。

廖雄宇

五十九、孩子心律不齐要紧吗？

（一）定义

心律不齐即心跳或快或慢，超过了一定的范围，是小儿心率在吸气时加速而在呼气时减慢的常见的生理现象，尤其是早产儿伴有周期性呼吸暂停者。此现象在心动过缓时较多见，但在发热、运动或服用阿托品之后，就会消失。游走心律为窦房结起搏点在窦房结内或窦房结与房室结之间游走不定，常伴窦性心律不齐，其临床意义同窦性心律不齐。

（二）问诊内容

1. 什么时候发现孩子心律不齐?

2. 孩子心律不齐是持续性，还是间断性的? 在什么时候会出现? 持续多长时间?

3. 有没有伴随其他症状，比如心慌、乏力、胸闷、面色苍白、口唇发紫等?

4. 孩子有没有受凉? 有没有感冒、喉咙痛等? 有没有服用过什么药物?

5. 孩子父母、兄弟姐妹有没有类似症状? 孩子精神状况如何?

（三）分析

小儿发生心律不齐的原因大致如下:

1. 正常小孩在情绪激动、惊吓、饮浓咖啡等时会发生窦性心动过速或期前收缩。

2. 各种器质性心脏病如先天性心脏病、心脏瓣膜病、心包炎、心肌病等。由于心脏的窦房结和传导系统受病变的侵害，很容易发生心律不齐。

3. 神经、内分泌系统调节紊乱，水电解质失衡: 除心脏因素外，其他各种原因引起的低氧血症，导致心肌缺氧，全身及心脏局部酸碱平衡的调节障碍，常常诱发心律不齐的发生。

4. 药物的影响: 比如保钾利尿药、洋地黄类药物、肾上腺素，多巴胺，多巴酚丁胺等，尤其值得注意的是各种抗心律失常药物。

5. 全身性或其他系统疾病如代谢病、创伤手术等都可引起心律不齐的发生。

（四）建议

那么发现儿童心律不齐怎么办呢？ 儿童心律不齐的症状很少出现，或者仅仅表现为心悸感、胸闷及头晕。一般情况下，需到医院完善相关检查，如常规心电图、动态心电图、心脏彩超、胸片等。如果检查确定没有心血管疾病，窦性心律不齐本身一般不必治疗，随着年龄的增长，儿童心律不齐的症状会越来越不明显，部分儿童心律不齐也会逐渐消失。若有心血管疾病，应进一步了解是否对健康及生命有影响，是否需进一步检查与治疗。若使用药物控制，千万不可自行停药，减少或增加药量，以免发生危险。

心律不齐可分为良性及恶性 2 种，所谓良性就是该心律不齐发作时，也许会令人不舒服，但不会造成生命危险。恶性的心律不齐发生时，会严重影响心脏血液输出量，造成晕厥甚至死亡，这种心律不齐就一定要治疗。一旦证实有心律不齐后，需了解是否有潜伏的心脏病，或其他疾病，以便一并治疗。

总而言之，儿童心律不齐可大可小，不必过分紧张，但也不可掉以轻心。

廖雄宇

六十、孩子摔了一跤要去看急诊吗？

（一）定义

外伤：身体由于外界物体的打击、碰撞或化学物质的侵蚀等造成的外部损伤。摔跤的严重后果就是造成外伤。

（二）问诊内容

1. 什么时候发生摔跤？怎么摔跤的，当时有没有人看到？

2. 摔倒后什么部位先着地，地板是怎样材质？头部有没有着地？

3. 孩子摔倒之前有没有特殊表现，比如神志不清、抽搐、后脚跟站立？

4. 孩子摔倒后有没有哭闹？有没有神志不清、大汗淋漓或者抽搐表现？有没有明显行走困难、呕吐头痛、局部肿痛或出血表现？

（三）分析

摔跤容易导致外伤，外伤严重程度取决于摔跤时身体受到撞击的力量、角度，以及碰撞接触面的情况。摔跤导致的严重外伤有脑震荡，脑挫裂伤，骨折，颅内出血，皮下血肿，内脏损伤、出血等等。小孩摔跤有以下原因：

1. 运动时动作过大或动作不协调，导致身体失去平衡倒地。

2. 外力作用如车祸等导致身体失去平衡摔倒。

3. 部分病理性因素致神志不清，导致摔倒，常见有癫痫发作、晕厥、高热惊厥、低血糖反应等。

4. 神经发育障碍、肌营养不良、视力障碍、脊柱畸形等疾病造成小孩容易摔倒。

（四）建议

儿童摔跤是常见的事情，除头部外，由于人的本能的保护性动作，一般情况下轻度的摔跤身体着地危险性不大，小孩也没有特殊表现，只需要在家里观察，不需要马上去医院急诊看病。判断摔跤后果的严重程度需要结合当时摔跤前的情况和当时的环境状况而定，如果小孩子出现精神状态的异常（包括神志不清、嗜睡、烦躁等）、头痛、呕吐、腹痛、出血、身体活动受限的情况，提示可能出现较严重外伤情况时候，应该及时去医院就诊。如果是头部先着地，特别局部有血肿或者以上特殊表现时，就更需要小心，应去医院看急诊，让医生来帮忙判断病情，以免耽误病情。去医院可以先找急诊外科医生，同时再找儿科医生。如果发现小孩平时经常摔跤，建议看儿科医生，排除一些神经发育疾病、肌肉疾病、视力问题、骨关节或脊柱问题，以早期发现摔跤原因。

李栋方

六十一、孩子睡眠经常做梦怎么办?

（一）定义

多梦是指完成睡眠过程后，感觉心神不宁，同时伴有头晕、疲倦的一种状态。可见于青少年，儿童较少见。除了头晕、疲倦，可能引起的躯体不适还包括头痛、乏力和注意力涣散等。重者可使孩子学习效率下降，妨碍社会功能。

（二）问诊内容

1. 这种情况持续了多久?

2. 有被梦惊醒过吗? 醒后能回忆梦的内容吗? 醒后精神如何? 影响次日的生活、学习吗?

3. 平日的睡眠、生活安排是如何的? 有无睡眠过多或过少? 有无熬夜? 有无睡前过于兴奋或进食过多? 有无入睡困难?

4. 有无服用药物（其副作用影响睡眠，包括中药）? 有无胆小、怕黑、睡时特别依恋家人或者某件物品?

5. 是否缺乏安全感？做梦的频率如何（每日都有或每周几次）？平日有无头痛、头晕、乏力、疲惫？孩子对这种情况是否觉得很苦恼？

（三）分析

梦是一种正常的生理现象。门诊经常听到年龄较大的孩子说："昨晚没有休息好，做了一夜的梦。"于是，这一天学习起来似乎还真感到有点精神不振、精力不足，仿佛做梦真的耽误了休息。其实，这种观念是错误的。做梦并能回忆梦境并不是睡眠不深的指标，也不能说做了梦就表示不曾睡好。国内外都有学者对主诉失眠、整夜做梦或梦多的慢性失眠症进行过生理测验，应用多种生理仪进行脑电波描记和研究，客观地记录证明，这些主诉"梦多""整夜作梦"病人的睡眠周期和正常人并没有什么差别，他们伴有梦的快波睡眠期所占的比例和实际时间也并没有明显缩短或延长，"整夜做梦"和"梦多"的体验与各项睡眠参数并没有相互联系。

梦是在快波睡眠期出现的一种必然的生理现象，是一种主动的生理过程，其表现形式为具有表象成分及感性性质的记忆活动和超常规的联想。而梦感则是指醒来后对梦中某些情节的回忆，或只留有曾做过梦的印象，连梦的内容大多也很难讲清楚。孩子说的"睡觉经常做梦"指的是梦感，而梦感又与情绪因素、性格特点有关。比如，性格内向的孩子，多将注意力集中于自身内部的感受，睡眠较表浅易醒或惊醒，常能回忆起生动的梦境；情绪抑郁、焦虑的孩子容易从梦中惊醒，因而自感梦多且睡而不实。研究人员还发现，梦多与睡眠的惊醒程度密切相关，自诉平日梦多的人，睡眠中都比较易惊醒。在睡眠实验中，只要 20 分贝的音量便足以唤醒他们，他们的梦境回忆程度也高。

造成孩子多梦的主要原因：

1. 急/慢性心理应激。家庭中的矛盾、冲突、父母不和或意外生活事件；学习压力大、作业繁重、升学考试失败等均可导致情绪紧张、焦虑、抑郁而引起多梦甚至失眠。

2. 环境干扰。居住环境不良，喧闹嘈杂，温度过冷、过热，长期影响生活及睡眠的规律性。

3. 躯体疾病影响。一些慢性躯体疾病可能引起多梦，如患有关节痛、牙痛、心悸、气促等而使睡眠不安多梦。

4. 继发于精神障碍。如患焦虑症、抑郁症、精神分裂症等可导致多梦或失眠。

5. 服用兴奋饮料或药物。睡前喝浓茶、咖啡等兴奋性饮料的不良生活习惯，或服用中枢兴奋剂苯丙胺、哌甲酯等药物可导致孩子多梦。

（四）建议

针对睡眠多梦的孩子，可行心理治疗及药物治疗。心理治疗，包括支持性心理治疗和行为治疗，目的在于消除引起睡眠多梦的诱因，缓解紧张和焦虑的情绪，减轻心理压力，增强信心，以迅速恢复正常睡眠规律。

1. 刺激控制训练。旨在帮助孩子减少与睡眠无关的行为，从而建立规律的睡眠—觉醒周期。首先，只在想睡时才上床；其次，只有在睡眠时才用卧室，而且睡前不看书、报，不看电视，白天不打盹、不瞌睡；再次，若上床 15~20 min 后不能入睡，则应起床到另一个房间去，直到有睡意时再回到床上；最后，无论夜间睡眠如何，清晨要定时起床。

2. 放松训练。可采用肌肉放松训练、生物反馈等方法。

而药物治疗方面，轻症以心理治疗为主，无需用药。重症可选用氟安定、羟基安定、三唑仑，每晚 1 次，以解除紧张情绪，延长生理睡眠时间。

若睡眠多梦已经严重影响孩子的学习效率，妨碍其社会功能，请及时带孩子向专科医生咨询。

李平甘

✚ 六十二、孩子没母乳吃要紧吗?

(一) 定义

母乳喂养是指用母亲的乳汁喂养婴儿的方式,其中纯母乳喂养是指除母乳外,不给婴儿吃其他任何液体或固体食物,包括水。人工喂养是指用牛乳、羊乳或合适的代乳品喂哺婴儿。混合喂养是指除母乳外,用牛乳、羊乳或代乳品代替部分母乳的喂养方式。

(二) 问诊内容

1. 是什么原因使得孩子没母乳吃,是孩子自身原因还是母亲原因?

2. 通过什么食物代替母乳?

3. 孩子平时体质怎么样?

4. 生长发育正常吗?有没有发育落后、矮小、消瘦或者超重、肥胖等表现?

(三) 分析

0~6月龄是生长发育的第一个高峰期,对能量和营养素的需要高于其他任何时期,但婴儿消化器官和排泄器官发育尚未成熟,功能不健全,对食物的消化吸收能力及代谢废物的排泄能力仍较低。母乳既可提供优质、全面、充足和结构适宜的营养素,满足婴儿生长发育的需要,又能完美地适应其尚未成熟的消化能力,并促进其器官发育和功能成熟。同时母乳喂养又能避免过度喂养，使婴儿获得最佳、健康的生长速率，为一生的健康奠定基础。在食物形式上，6月龄内婴儿需要完成从宫内依赖母体营养到宫外依赖食物营养的过渡，母乳是完成这一过渡最好的食物，任何其他食物都不能与母乳相媲美。纯母乳喂养能满足婴儿6月龄内全部液体、能量和营养素的需要，母乳中的营养素和多种生物活性物质构成一个特殊的生物系统，为婴儿提供全方位呵护，助其在离开母体子宫的保护后，仍能顺利地适应大自然的生态环境，健康成长。

对于7~24月龄阶段的婴幼儿，母乳仍然是重要的营养来源，但单一的母乳喂养已经不能完全满足其对能量及营养素的需求，必须引入其他营养丰富的食物。与此同时，该月龄段婴幼儿胃肠道等消化器官的发育、感知觉以及认知行为能力的发展，也需要其通过接触、感受和尝试，逐步体验和适应多样化的食物，从被动接受喂养转变到自主进食，同时父母及喂养者的喂养行为对婴幼儿营养和饮食行为也有显著的影响。顺应婴幼儿需求进行喂养，有助于孩子健康饮食习惯的形成。

（四）建议

纯母乳喂养是6月龄内婴儿的理想喂养方式，如无特殊情况，应坚持纯母乳喂养6个月。由于各种原因，如婴儿患有某些代谢性疾病、乳母患有某些传染性或精神性疾病、乳汁分泌不足或无乳汁分泌等，不能用纯母乳喂养婴儿时，建议首选适合6月龄内婴儿的配方奶喂养，不宜直接用普通液态奶、成人奶粉、蛋白粉、豆奶粉等喂养婴儿。任何婴儿配方奶都不能与母乳相媲美，只能作为纯母乳喂养失败后无奈的选择，或者6月龄后对母乳的补充，6 月龄前放弃母乳喂养而选择婴儿配方奶，对婴儿的健康不利。7~24 月龄阶段应关注婴幼儿膳食形式的过渡，注意添加辅食的时机、方式和方法，提倡继续母乳喂养，合理选择和使用辅助食品，确保营养与膳食的安全喂养，并形成良好的饮食行为。同时应定期监测体格指标，如身长、体重等，可较为直观地反映婴儿喂养和营养状况。当患病或喂养不当时，营养不良会使婴儿生长缓慢或停滞，而过快生长也可能对儿童远期健康有不良影响，建议定期就诊于儿童保健门诊，详细了解孩子喂养和生长发育情况。

侯乐乐

✚ 六十三、孩子该什么时候断奶?

（一）定义

断奶指让孩子断掉吃母乳的习惯，将婴儿食物从单纯流质转变为泥糊状混合食物，进而喂食细软的幼儿固体食物的过程。

（二）问诊内容

1. 现在孩子多大，刚刚几个月还是已经快 2 岁了?

2. 是不是刚刚开始母乳喂养不久，因为遭遇到一些困难而考虑断奶（比如严重的乳腺炎等）? 奶水够不够? 奶水是不是变得越来越稀薄?

3. 是不是觉得母乳喂养成为了母亲的负担？是不是认为断奶可以让自己的生活变得更容易？

4. 小孩断奶是不是哭闹严重？小孩愿不愿意吃牛奶或其他东西？

（三）分析

母乳含有的营养比较全面，孩子吃母乳可以增加抵抗力，但是到了一定的阶段母乳变稀薄，营养变少，就不能满足孩子的需求了。这个时候我们就要为孩子增加辅食以保证孩子能够吃饱，并且营养均衡、健康成长。这就是孩子需要断奶的原因。

断奶是一个比较艰苦的过程，因为有的孩子对母乳的依赖性太强，所以会产生哭闹的现象。断奶的时候方法很重要，找对方法断奶就轻松了。

（四）建议

断奶过程应该是温柔、循序渐进和充满爱的。我们并不赞同有的妈妈采取"突然断奶"的方法。这样做不但妈妈自己会遭遇乳房胀痛，甚至是乳腺炎，而且孩子也很难适应转变。一般来说断奶的时间最好是在孩子长到 10 个月的时候，但是国外现在很多都提倡母乳喂养到 2 岁，所以孩子断奶的最佳时间是一个时间段，在这个时间段内断奶都是比较好的。太早断奶，孩子的消化系统还没有成熟，吃别的东西代替母乳，孩子在抵抗力上可能就会下降。

另外，孩子到了能断奶的时候，父母还要考虑气候问题，在换季的时候，温度忽冷忽热，孩子容易生病，如果这个时候断奶，孩子可能会出现食欲不好等情况，抵抗力会下降，加上断奶带来的睡眠不好、哭闹等等，孩子更加可能患病。

如果月龄和气候已经合适了，那么还要考虑孩子自身。我们建议选择孩子身体状况良好的情况下进行断奶，这时候抵抗能力比较强，即使因为断奶不吃奶粉等情况哭闹不止、睡眠不好也不容易出现疾病；但若孩子状态不好，就很容易生病甚至是加重病情。

父母要做好 2 项准备工作，第一，在断奶以后如何喂养，第二，断奶过程中的心理准备。如果不安排好孩子断奶期间及以后的饮食，那么孩子可能会因为饮食不规律等吃太多或是吃太少，营养不均衡。心理准备就是要明白孩子可能会因断奶而出现哭闹、厌食等情况，并想好解决措施，比如减少孩子对妈妈的依赖、鼓励孩子多喝牛奶、断掉临睡前的喂奶和夜奶、让孩子学习用杯子喝水和饮果汁、学习自己用小勺吃东西等。

廖雄宇

六十四、孩子该什么时候添加辅食？

（一）定义

婴儿的食物以乳汁为主，但随着月龄逐渐增大，乳汁所供给的能量和营养素日显不足。婴儿的消化系统也逐渐成熟，可以接受其他种类的食物，膳食应慢慢过渡到年长儿童的膳食，并为断奶做准备。故婴儿到满 4~6 月起，需要除乳以外添加一些泥糊状食物。婴儿食物从单纯流质转变为泥糊状混合食物，进而到细软的幼儿固体食物的过程，是一个较复杂的过程，往往延续数月之久，也可称为断乳过程。

（二）问诊内容

1. 现在孩子多大了？

2. 母亲奶水够不够？奶水是不是变得越来越稀薄？

3. 孩子断奶是不是哭闹严重？愿不愿意吃牛奶或其他东西？

4. 孩子平时抵抗力好不好？

5. 孩子有没有多汗、烦躁等？孩子头部骨头会不会软软的？枕部头发有没有变稀少？

6. 添加辅食孩子胃肠道适不适应？

（三）分析

首先，孩子 6 个月以后，妈妈的乳汁分泌量会逐渐减少，孩子的食量也已经开始增加，这时光喝母乳已经不足以应付孩子一天的营养。其次，6~12 个月大的小孩，正是发展咀嚼与吞咽的关键期，而咀嚼与吞咽能力是需要学习的，如果没有练习，孩子到了 1 岁以后，就会拒绝尝试，即使小孩肯吃，有时也会马上吐掉，造成喂食上的困难。再次，小孩 4~6 个月大的时候，肠胃淀粉酶及各种消化酶已经开始分泌，表示消化及吸收功能已经逐渐成熟，这时就可以开始练习吃辅食，以增加肠胃道功能。辅食能提供更多元、完整的各种营养，包括热量、铁质与维生素，以及微量元素如锌、铜等。逐次给予不同种类的辅食，可以让小孩习惯多种口味，避免日后出现偏食的现象。综上，按时添加辅食对孩子的成长发育具有重大意义。

（四）建议

世界卫生组织、美国儿科学会和英国政府卫生部建议，婴儿到满 4~6 月起，可添加辅食。

1. 添加辅食须遵循以下原则：

（1）从一种到多种：开始只能给小孩吃一种与月龄相宜的辅食，尝试 3~4 天或一周后，如果小孩的消化情况良好，排便正常，再尝试另一种，千万不能在短时间内一下增加好几种。

（2）从少量到适量：添加新的食物，需从少量开始，让小孩慢慢适应。

（3）从稀到稠：在开始添加辅食时，孩子都还没有长出牙齿，只能给孩子喂流质食品，再逐渐添加半流质食品，最后发展到固体食物。例如：米糊→粥→软饭。

（4）从细到粗：孩子的食物颗粒要细小，口感要嫩滑，以锻炼孩子的吞咽功能，为以后过渡到固体食物打下基础。在孩子快要长牙或正在长牙时，妈妈可把食物的颗粒逐渐做得粗大，这样有利于促进孩子牙齿的生长，并锻炼他的咀嚼能力。

（5）尝试新的食物不宜在小孩生病时，天气炎热时也不宜给小孩变换食物品种过多，以免不适应，发生消化障碍。

（6）婴儿对食物的适应和爱好有很大的个体差异，添加辅食时，种类、量、时，都需根据孩子的自身情况细细斟酌。同时应培养孩子对进食的兴趣和主动性，养成专心快乐的进食习惯。

2. 添加辅食时间如下：

（1）4~5 个月，开始吃煮熟的蛋黄。从 1/4 只开始，将其压碎放入米汤或奶调匀后喂，等适应后逐渐增至 1/2 只。

（2）从4个半月起，给煮得很烂的无米粒稀粥，每天1汤匙，消化情况好再从5个月起每天2~3汤匙，粥里可加半匙菜泥，分2次给。

（3）7~8个月，煮熟的蛋黄增至每天1只，过渡到蒸鸡蛋羹，每天半只。稀粥可由稀增至半稠，每天喂稠粥2次，每次一小碗。

（4）8~9个月，开始加菜泥。粥里可轮换加少许肉末、肝泥等。给小孩随意啃馒头片或饼干，促进牙齿发育。

（5）11~12个月，可以吃接近大人的食品，如软饭、烂菜（指煮得较烂的菜）、水果、碎肉和容易消化的点心。

同时需注意补充维生素AD制剂，尤其是早产儿、双胎、冬春分娩的婴儿，和北方阳光照射极差地区的婴儿更为必要。另外，一般小孩也不宜进食太甜的饮食，避免走向肥胖。小孩应注意口腔卫生，不宜食用刺激性调料及腌制食品。

廖雄宇

➕ 六十五、孩子该什么时候打预防针？

（一）定义

预防接种是指把预防某种传染病所用的疫苗接种到人体内，使人产生针对这种疾病的抵抗力，达到预防疾病的目的。接种的疫苗是由引起疾病的细菌、病毒或细菌、病毒的某些成分制成的。这些细菌、病毒可以是灭活的死细菌、病毒，也可以是毒力降低的减毒细菌、病毒，所以接种合格的疫苗不会使孩子患病。

（二）问诊内容

预防接种之前要详细询问小儿的出生情况、既往情况、目前一般状况、饮食情况及是否有接种禁忌等情况。比如：

1. 是否为早产儿、难产儿？有无先天性心脏病？有无免疫缺陷病？

2. 是否为过敏体质？

3. 目前是否有发热、腹泻？既往接种情况怎样？

4. 小婴儿还应询问半小时内有无喂奶？

（三）分析

1. 预防接种疫苗种类

目前我国的国家免疫规划规定适龄儿童接种乙肝疫苗、卡介苗、脊灰疫苗、百白破疫苗、白破疫苗、甲肝疫苗、流脑疫苗、乙脑疫苗、麻腮风疫苗共9种疫苗，主要针对乙型肝炎、结核病、脊髓灰质炎、百日咳、白喉、破伤风、甲型肝炎、流脑、乙脑、麻疹、腮腺炎和风疹共12种对儿童健康和生命有严重威胁的疾病进行预防。

2. 疫苗免疫程序

多数情况下每种疫苗往往需要注射一次以上才能有效。免疫程序（表6）包括2部分：一是初次、全程和足量的基础免疫，在1周岁以内完成；二是以后的加强免疫，即根据疫苗的持久性和疾病的流行特点适时地加强注射。

表6 国家免疫规划疫苗儿童免疫程序

年龄	疫苗名称										
	乙肝疫苗	卡介苗	脊灰疫苗	百白破疫苗	白破疫苗	麻腮风疫苗	乙脑减毒活疫苗	乙脑灭活疫苗	流脑疫苗	甲肝减毒活疫苗	甲肝灭活疫苗
出生时	第1剂	1剂									
1月龄	第2剂										
2月龄			第1剂								
3月龄			第2剂	第1剂							
4月龄			第3剂	第2剂							
5月龄				第3剂							
6月龄	第3剂								第1剂		
8月龄						第1剂	第1剂	第1、2剂			
9月龄									第2剂		
18月龄				第4剂		第2剂				1剂	第1剂
24月龄							第2剂	第3剂			第2剂
3周岁									第3剂		
4周岁			第4剂								
6周岁					1剂			第4剂	第4剂		

注：1. 选择乙脑减毒活疫苗接种时，采用两剂次接种程序。选择乙脑灭活疫苗接种时，采用四剂次接种程序；乙脑灭活疫苗第1、2剂间隔7-10天。

2. 选择甲肝减毒活疫苗接种时，采用一剂次接种程序。选择甲肝灭活疫苗接种时，采用两剂次接种程序。

3. 预防接种反应

预防接种是通过接种疫苗使受种者获得抗感染的免疫力。但是，任何疫苗作为抗原，对人体来说，都是一种异体物质，个别受种者接种疫苗后会在发生正常免疫反应的同时产生一些对机体有损害的反应，称为预防接种不良反应，它包括一般反应和异常反应 2 种。

　　一般反应是指在预防接种后，由疫苗本身所固有的特性引起的，对机体只会造成一过性生理功能障碍的反应，主要有发热和局部红肿，同时可能伴有全身不适、食欲不振等综合症状。一般反应多属轻微，一般不会影响正常的学习和生活。反应过程是一过性的而不是持久性的，大多在 2~3 天即可恢复。反应不会引起不可恢复的组织器官损害，或功能上的障碍（卡介苗局部瘢痕除外），无后遗症。

　　极个别孩子在接种疫苗获得免疫保护的同时，也会发生预防接种异常反应。可能与疫苗种类有一定联系，也可能与受种者有密切关系，过敏体质者或免疫缺陷者往往更容易发生，需及时去医院诊治，一般会很快痊愈。

　　4. 预防接种禁忌证

　　（1）患有皮炎、化脓性皮肤病、严重湿疹的孩子不宜接种，待病愈后方可进行接种。

　　（2）体温超过 37.5 ℃，有腋下或颈部淋巴结肿大的孩子不宜接种，应查明病因，治愈后再接种。

　　（3）患有严重心、肝、肾疾病和活动性结核病的孩子不宜接种。

　　（4）神经系统发育不正常，有脑炎后遗症、癫痫病的孩子不宜接种。

　　（5）严重营养不良、严重佝偻病、先天性免疫缺陷的孩子不宜接种。

　　（6）哮喘发作期、过敏体质的孩子不宜接种。

　　（7）如果孩子每天大便次数超过 4 次，须待恢复正常 2 周后，才可以服用脊髓灰质炎疫苗。

　　（8）患有肛周脓肿的孩子禁忌接种脊髓灰质炎减毒活疫苗，只能选择脊髓灰质炎灭活疫苗。

（9）最近注射过多价免疫球蛋白的孩子，6周内不应该接种麻疹疫苗。

（10）感冒、轻度发热等一般性疾病视情况可暂缓接种。

（四）建议

1. 如何选择计划外疫苗

除了必须进行接种的计划内疫苗外，家长也需要了解如何视情况有针对性地选择计划外疫苗（表7）。

（1）体质虚弱的孩子可考虑接种的疫苗

①流感疫苗：对7个月以上，患有哮喘、先天性心脏病、慢性肾炎、糖尿病等抵抗疾病能力差的孩子来说，一旦流感流行，容易患病并诱发旧病发作或加重，家长应考虑接种。

②肺炎疫苗：因为肺炎是由多种细菌、病毒等微生物引起，单靠某种疫苗预防效果有限，一般健康的孩子不主张选用，但体弱多病的孩子，应该考虑选用。

（2）流行高发区应接种的疫苗

①B型流感嗜血杆菌混合疫苗（HIB疫苗）：世界上已有20多个国家将HIB疫苗列入常规计划免疫。5岁以下孩子容易感染B型流感嗜血杆菌，该菌不仅会引起小儿肺炎，还会引起小儿脑膜炎、败血症、脊髓炎、中耳炎、心包炎等严重疾病，是引起孩子严重细菌感染的主要致病菌。

②轮状病毒疫苗：轮状病毒是3个月～2岁婴幼儿病毒性腹泻最常见的原因。接种轮状病毒疫苗能避免孩子严重腹泻。

③狂犬病疫苗：狂犬病发病后的死亡率几乎100%，世界上还未有一种有效的治疗狂犬病的方法。现代城市中养宠物的人增多，孩子还不具备

抵抗外界侵害的能力，容易被宠物所伤。所以，凡被动物咬伤或抓伤后，都应立即注射狂犬病疫苗。

（3）即将要上幼儿园的孩子考虑接种的疫苗

水痘是通过呼吸道传染的疾病，即将上幼儿园的孩子与周围的小朋友密切接触比较容易相互传染水痘。家长可以根据孩子的情况进行选择。如果孩子抵抗力差应该选用；对于身体好的孩子可用可不用，不用的理由是水痘是良性自限性传染病，即使孩子患了水痘，产生的并发症也很少。

注：家长可根据自己的经济条件选择进口疫苗或国产疫苗。

表 7 计划外疫苗最佳接种时间

疫苗名称	最佳接种时间
HIB 疫苗（B 型流感嗜血杆菌多糖疫苗）	7 个月注射，间隔 2～3 个月注射一针，第二年加强一针效果最好。
水痘疫苗	1 岁以上接种
肺炎疫苗	2 岁以上接种
流感疫苗	6 个月以上根据情况一年接种一次
轮状病毒疫苗	6 个月～3 岁可以每年口服一次

2. 注意事项

（1）接种疫苗前一周要精心照顾孩子，减少感冒等不适症状；

（2）如孩子有不适症状，等康复后再接种疫苗；

（3）接种疫苗前对医生如实回答孩子的情况；

（4）接种脊灰糖丸（脊髓灰质炎减毒活疫苗糖丸）前半小时内不能吃奶、喝热水；

（5）接种后在医院或防疫站观察 15～30 min，注射疫苗当天不要洗澡；

（6）疫苗都有抗原，要预防孩子发烧，给孩子多喝白开水；

（7）一些加入吸附剂的疫苗打完容易出现红肿、发热、疼痛等症状，24 h 内家长可对红肿的地方进行冷敷，24 h 以后可用热毛巾对红肿的地方进行热敷；

（8）密切关注孩子，看有无异常发烧，注射的地方有无异常反应。

高俊山

六十六、孩子被诊断为哮喘该注意什么?

（一）定义

哮喘即支气管哮喘的简称，是一种以嗜酸性粒细胞等多种炎症细胞和多种炎症介质相互作用形成的气道慢性变态反应性（过敏性）炎症性疾病，患儿气道对各种激发因子（过敏原）的反应性呈亢进状态。这种炎症引起支气管收缩、气道壁水肿、黏液分泌增强和气道重塑，并导致不同程度的可逆性气道阻塞，反复发生咳嗽、喘息、胸闷、呼吸困难等表现。

（二）问诊内容

1. 呼吸困难发作的时间及发作情况，每次持续时间。诱发或缓解的因素有哪些，尤其是使用支气管扩张剂后呼吸困难有无明显缓解?

2. 多久发作一次？病程多久了？

3. 发作时有无咳嗽、咳痰、发热、发绀等伴随症状？

4. 发作前有无接触粉尘及其他可吸入异物，有无食品、药品接触史，有无家养宠物史？

5. 有做过哪些检查，胸部 X 平片、血气分析、血常规及过敏原试验有哪些阳性结果？对于 5 岁以上患儿，还需了解肺功能检查结果如何。

6. 用了哪些治疗方案？疗效如何？

（三）分析

哮喘是儿童中并不少见，是儿童常见的呼吸系统慢性疾病之一。明确患儿病情严重程度对治疗方案的制定尤为重要。（表 8）

表 8　儿童哮喘严重程度分级

严重程度	日间症状	夜间症状/喘憋	应急缓解药的使用	活动受限	需使用全身激素次数
≤5 岁					
间歇状态（第 1 级）	≤2 天/周，发作间歇无症状	无	≤2 天/周	无	0～1 次/年
轻度持续（第 2 级）	>2 天/周，但非每日有症状	1～2 次/月	>2 天/周，但非每天使用	轻微受限	≥2 次/半年
中度持续（第 3 级）	每天有症状	3～4 次/月	每天使用	部分受限	≥2 次/半年
重度持续（第 4 级）	每天持续有症状	>1 次/周	每天多次使用	严重受限	≥2 次/半年

续表

严重程度	日间症状	夜间症状/喘憋	应急缓解药的使用	活动受限	需使用全身激素次数
>5 岁					
间歇状态（第 1 级）	≤2 天/周	≤2 次/月	≤2 天/周	无	0~1 次/年
轻度持续（第 2 级）	>2 天/周	3~4 次/月	>2 天/周	轻微受限	≥2 次/年
中度持续（第 3 级）	每天有症状	>1 次/周	每天使用	部分受限	≥2 次/年
重度持续（第 4 级）	每天持续有症状	每晚都有症状	每天多次使用	严重受限	≥2 次/年

（四）建议

明确孩子哮喘严重程度才能更好地制定治疗方案，哮喘的治疗是一个长期的过程，应遵循坚持长期、持续、规范、个体化的治疗原则。

1. 尽量查清病因及诱因，采取避、忌、替、减敏及调节免疫等综合治疗措施；

2. 急性期应尽快缓解症状；

3. 缓解期要继续坚持治疗，预防复发；

4. 大力普及吸入疗法，尤其吸入糖皮质激素，始终把抗炎治疗放在首位；

5. 加强病情监护和自我管理教育。

吴若豪

⊕ 六十七、孩子被诊断为肺炎如何处理？

（一）定义

肺炎是指由不同病原体或其他因素所致的肺部炎症，根据病理类型分类为支气管肺炎、大叶性肺炎及间质性肺炎；按病因分类为病毒性肺炎（最常见为呼吸道合胞病毒）、细菌性肺炎（常见有肺炎链球菌、葡萄球菌、流感嗜血杆菌等）、支原体肺炎、衣原体肺炎、真菌性肺炎及原虫性肺炎；按病程分类为急性肺炎（病程<1月）、迁延性肺炎（病程在1~3月）及慢性肺炎（病程>3月）。

（二）问诊内容

1. 起病急缓，有无诱因？

2. 咳嗽性质、剧烈程度、频率如何，有无加重或缓解的因素？

3. 咳嗽时是否伴有咳痰、发热、气促、发绀等症状？

4. 发作前有无接触粉尘及其他可吸入异物？

5. 有做过哪些检查，胸部 X 平片、血常规及病原体检查有哪些阳性结果？

6. 用了哪些治疗方案？疗效如何？

（三）分析

肺炎是小儿最常见的呼吸系统疾病之一，同时也是儿童时期死亡率最高的病种之一。一般小儿肺炎发生在上呼吸道感染后的数天，主要表现为发热、咳嗽和喘憋。咳嗽初为干咳；以后有痰，但小儿不会吐痰，在喉部能听到呼噜呼噜的声音；进而可出现呼吸增快、鼻翼扇动、口周青紫、胸部凹陷、烦躁不安，并常伴有吐泻、腹胀等。若胸部听诊发现两肺或一侧肺部有细湿啰音，就可以诊断。新生儿患肺炎表现常不典型，可能没有发热，也很少有咳嗽症状，常常只表现为体温不升、拒奶、呛咳、口吐白沫、口周发青、嗜睡、呼吸节律不整或黄疸等，肺部听诊有时听不到干湿啰音，如不注意，常会漏诊。因此，即便是专业的儿科医生，有时也需要依靠 X 线拍片来帮助诊断新生儿肺炎。那么家长如何知道孩子患了肺炎呢？小儿发热、咳嗽，并不一定就是患了肺炎，但如果伴有呼吸增快，就要警惕是否患了肺炎。

自 20 世纪 80 年代起，世界卫生组织在发展中国家大力倡导"急性呼吸道感染的病例管理"，制定出简单的能被基层卫生人员和父母掌握的"急性呼吸道感染常规"，即通过观察小儿有无呼吸增快和胸部凹陷来确定其有无肺炎并判断肺炎病情的轻重。观察呼吸次数时，一定要使小儿保持安静。呼吸急促指 <2 个月的婴儿呼吸次数 ≥60 次/分；2~12 个月的婴儿 ≥50 次/分；1~5 岁的儿童 ≥40 次/分。胸部凹陷是指婴儿吸气时下胸壁内陷。如果小儿有咳嗽，并伴有呼吸增快，则为轻度肺炎；如果有呼吸增快，并有胸部凹陷，则为重度肺炎；如果在上述基础上还伴有不能饮水和紫绀，则为极重度肺炎。

（四）建议

一般轻症肺炎可在家中治疗，保持孩子所处空间空气新鲜流通，相对湿度 60%左右，保持呼吸道畅通。拍背可利于痰液排出，若拍背排痰效果不佳，可以根据病情给予化痰药物，及时清除分泌物。如果孩子伴有发热，可根据情况给予物理降温（37.3～38.5 ℃）或口服退热药（≥38.5 ℃）。如果是细菌或支原体引起的肺炎，就要针对病原微生物使用抗生素治疗，一般细菌性的肺炎，使用抗生素治疗的时间大约持续到体温正常后 5～7天；支原体肺炎至少使用 2～3 周；葡萄球菌肺炎症状比较严重，使用抗生素治疗的时间大约持续到体温正常后 2 周。若退热效果较差，或孩子出现嗜睡、精神差、烦躁不安、气促等表现时，则考虑患儿可能存在重症肺炎，得及时去医院就诊！

吴若豪

六十八、孩子牛奶过敏该怎么办?

（一）定义

当人体的免疫系统对来自空气、水源、接触物或食物中天然无害的物质出现了过度反应时，就发生了过敏。食物过敏是由于对食物蛋白不恰当的免疫应答而引起的不良反应。孩子对牛奶过敏，实际上是对牛奶中的蛋白过敏，也就是说，是孩子体内的免疫系统对牛奶蛋白过度反应而造成的。牛奶过敏是孩子出生后第一年最常发生的食物过敏，大约有 2.5% 的孩子会在生后 1 年出现牛奶过敏。

（二）问诊内容

1. 孩子发生牛奶过敏的表现。

2. 有无皮疹，皮疹分布部位及范围，有无伴有痒感，能否自行缓解？

3. 有无其他如腹泻、发热、气促等伴随症状？

（三）分析

在处理孩子牛奶过敏前，我们必须对牛奶过敏做出准确的判断。即使孩子喝牛奶后长湿疹，或出现腹泻等症状，家长也不能轻易判断孩子就是牛奶过敏了，那么如何诊断牛奶过敏？检测婴儿牛奶过敏的方法主要有皮肤试验、血液检查、排除-激发试验。皮肤试验是一种快速简单的试验，先在孩子前臂皮肤上做点刺、划痕或注射，将少量牛奶过敏原提取物导入，然后观察孩子皮肤有什么变化。如果孩子皮肤出现红肿，就说明存在牛奶过敏，但这一检查假阳性过多，且是有创试验，故仅在难以确诊时才开展；而血液检查是通过抽取孩子的血液，做牛奶过敏原蛋白血清化验来确定是否存在过敏，是目前临床上开展较多的诊断手段，因此是牛奶过敏主要确诊手段；排除-激发试验是指从孩子的饮食中将牛奶排除，然后在专业过敏科医生的密切监管下再次加入牛奶，通过孩子的身体反应作出判断，这一手段主观性较强，且过程繁杂，因此较少开展。

（四）建议

1. 提倡母乳喂养，因为母乳中的蛋白质对孩子来说是同种蛋白，过敏性很低；母乳还有双歧杆菌等益生菌，可帮助孩子建立健康肠道菌群，训练孩子免疫系统，从而减低过敏的风险。

2. 对于不能母乳喂养的情况，应该使用经临床验证有效的适度水解乳清蛋白配方，美国 FDA 2011 年 5 月核准：对于未能母乳喂养、有过敏家族史的婴幼儿，从出生起喂养适度水解 100%乳清蛋白配方，以替代完整牛奶蛋白的普通婴儿配方奶粉，可以有效降低婴儿第一年内罹患过敏性湿疹的风险。

3. 注意避开含牛奶成分的食物，对牛奶过敏的孩子不光是不能喝普通配方奶，奶油蛋糕、面包、沙拉酱、牛初乳、奶糖、含奶饼干这些含牛奶成分的食物都不能吃，因此，家长一定要看清楚食物的成分。

李　静

🩺 六十九、孩子被诊断为克隆氏病怎么办？

（一）定义

克隆氏病是一种病因尚不十分清楚的胃肠道慢性炎性肉芽肿性疾病。病变多见于末端回肠和邻近结肠，但从口腔至肛门各段消化道均可受累，呈节段性或跳跃式分布。临床上以腹痛、腹泻、体重下降、腹块、瘘管形成和肠梗阻为特点，可伴有发热等全身表现，以及关节、皮肤、眼、口腔黏膜等肠外表现。

（二）问诊内容

1. 诊断克隆氏病多长时间了？

2. 在哪里诊断的，做过什么检查，用过什么治疗？

3. 现在情况怎样？有无腹痛、腹泻？大便有无伴黏液、脓血？

4. 进食情况如何？发育情况如何？

5. 眼睛有没有不舒服？有没有口腔溃疡？关节痛不痛？有没有皮疹？

（三）分析

克隆氏病至今病因不明，在 4 岁以前少见，多在青春期出现症状。消化道局部症状早期以阵发性腹痛、腹泻为主，大便可伴有黏液和血便，腹部常有弥漫性和不同程度的压痛。由于肠吸收功能异常、便血，可表现出厌食、消瘦、苍白、营养紊乱、低热、体格发育差、性发育推迟，检查可出现贫血、血浆白蛋白减少、低钙/低镁/低锌血症、维生素 D 缺乏症等。在疾病晚期常出现并发症，如肠梗阻、肠穿孔、瘘管形成等。部分患儿可伴有肠道外症状，如结膜炎、口炎、关节炎、结节性红斑、脓皮病等。根据发作时症状不同，分为轻度、中度和重度。轻度：腹痛、轻度腹泻、体重下降，很少发热、贫血，预后较好；中度：小儿多为此类，回结肠均可受累，小肠受侵范围广泛，腹痛、腹泻常见，可伴肛周炎、口炎、关节炎，有时有精神症状；重度：多有中毒症状，直肠出血、营养不良、肠梗阻、内瘘。

（四）建议

克隆氏病为进行性无特效治疗的疾病，可反复发作，应严格按医嘱治疗，按时复诊，病情变化时随时就医治疗。治疗原则是缓解症状，以药物和营养治疗为主。营养方面应予高热量、高蛋白、低渣饮食，供应足量维生素 D 和铁，必要时可予输血、氨基酸、白蛋白、肠外营养。药物治疗主要为免疫疗法及对症处理：糖皮质激素、免疫抑制剂可缓解症状，感染时用抗生素抗感染，疼痛时镇静、止痛等。有手术指征时考虑外科治疗：急性肠穿孔、慢性复发性肠梗阻、脓肿、肠瘘形成、难以治疗的肠出血、肛门直肠病，均须早期手术治疗，切除局部病灶，但术后复发率高。

唐丹霞

七十、孩子患慢性腹泻怎么办?

（一）定义

慢性腹泻是病程在2个月以上，大便性状改变与大便次数比平时增多。

（二）问诊内容

1. 腹泻出现了多长时间?

2. 有无诱因，如喂养不当、食物改变、感染、天气、过敏等?

3. 大便的次数、颜色、性状如何? 有无伴血便、脓血便? 有无里急后重感? 有无腹痛，与腹痛的关系如何，排便后症状有无减轻?

4. 有无发热、体重减轻、口渴不安? 皮肤有无苍白、苍灰? 有无精神萎靡、嗜睡、呼吸深长? 有无抽搐、皮疹? 有无营养不良、贫血、生长发育迟缓等?

5. 既往有无就诊，予何种治疗，效果如何? 大便常规结果如何?

（三）分析

小儿慢性腹泻病因复杂，目前认为与感染、过敏、先天性酶缺陷、免疫缺陷、药物因素、营养不良、先天畸形等有关。其中以感染性腹泻最为常见，需行大便常规、血常规、血生化、病原学检查（寄生虫、细菌、病毒）、大便培养、血培养等。而非感染性腹泻则分为食饵性腹泻、症状性腹泻、糖原性腹泻、过敏性腹泻等，可通过调整饮食如母乳喂养、半流质逐渐过渡到正常饮食、去乳糖饮食、改用其他种含蛋白饮食达到治疗效果。

（四）建议

慢性腹泻的患儿应至医院治疗，视血常规、大便常规结果判断是否行抗生素、抗病毒治疗，予蒙脱石散保护肠黏膜、肠道益生菌重建肠道正常菌群；视临床表现、血生化结果治疗脱水、纠正水电解质和酸碱平衡紊乱，尽早供给适当的热量和蛋白质纠正营养不良状态，必要时要素饮食。患儿在家中需口服更多液体如 ORS 液来预防脱水，只要有食欲可鼓励其进食，3 天内症状不见好转或出现以下任何一种症状，应该看医生：腹泻次数和量增加、频发呕吐、明显口渴、不能正常饮食、发热、大便带血。

唐丹霞

➕ 七十一、孩子患佝偻病是怎么回事？

（一）定义

佝偻病是由于儿童体内钙和磷代谢紊乱，正在生长的长骨干骺端生长板和骨基质矿化不全所导致骨骼病变，维生素 D 缺乏是引起佝偻病的最主要原因。

（二）问诊内容

1. 小孩生后是母乳喂养、人工喂养还是混合喂养？

2. 有无坚持晒太阳? 有无补充维生素 D? 何时开始补充? 是否规律补充?

3. 小孩会不会容易烦躁哭闹、睡眠不安、夜惊、多汗、枕秃?

4. 有无方颅、前囟增大或闭合延迟?

5. 有无鸡胸或漏斗胸、肋缘外翻、肋骨串珠样表现?

6. 有无手腕或足踝部钝圆形环状隆起、O 型腿、X 型腿?

（三）分析

1. 婴幼儿体内维生素 D 来源包括母体—胎儿的转运、食物和皮肤光照合成等 3 个途径，其中皮肤光照合成是人类维生素 D 的主要来源。维生素 D 缺乏的原因包括：

（1）围生期维生素 D 不足，如母亲营养不良、早产、双胎等可使婴儿体内维生素 D 贮存不足。

（2）日照不足。由于皮肤光照合成维生素 D 需要日光中紫外线的作用，而紫外线不能通过玻璃，若婴幼儿长期过多留在室内活动可使皮肤合成维生素 D 不足；大城市高大建筑可阻挡日光，大气污染、尘埃可吸收部分紫外线，冬季日照短，均可影响皮肤合成维生素 D。

（3）生长速度快，需要量增加，如生长发育快速的生后第 1 年、早产及双胎婴儿等。

（4）天然食物中含维生素 D 少，食物中补充不足。

（5）疾病或药物因素，如胃肠道、肝胆、肾脏疾病等，以及长期服用抗惊厥药物、糖皮质激素等。

2. 维生素 D 缺乏性佝偻病的表现可分为 4 期：

（1）初期：多见于 6 个月以内，主要表现为易激惹、烦躁、睡眠不安、夜惊、多汗、枕秃等。

（2）活动期：除初期表现外，出现骨骼表现和运动功能发育迟缓，不同年龄的骨骼系统有不同表现。①头部：颅骨软化最多见于6个月以内的婴儿，方颅多见于7~8个月以上的婴儿，前囟增大且闭合延迟；②胸部：胸部畸形多见于1岁左右的患儿，如鸡胸、漏斗胸、肋骨串珠、肋缘外翻等；③四肢、腕踝畸形：如手腕或足踝部钝圆形环状隆起（手镯、脚镯）多见于6个月以上患儿，下肢畸形如O型腿、X型腿可见于小儿开始行走后；④活动期其他表现包括脊柱后突或侧弯畸形，全身肌肉松弛、乏力，腹胀，免疫力低下等。

（3）恢复期：症状逐渐减轻、消失。

（4）后遗症期：可残留不同程度的骨骼畸形，多见于2岁以上的儿童。

（四）建议

发现小孩有佝偻病症状时应及时就医，根据血生化、骨骼X线影像等检查结果进行针对性治疗。确保儿童每日获得足够的维生素D是治疗和预防维生素D缺乏性佝偻病的关键。本病应重在预防，维生素D每日推荐摄入量：

1. 围生期：孕母应多户外活动，妊娠后期适量补充维生素D每天800单位；

2. 婴幼儿期：生后1个月可逐渐坚持户外活动，尤其是冬季；足月儿生后2周开始补充维生素D每天400单位，早产儿、双胎儿生后1周开始补充维生素D每天800单位，3个月后改为每天400单位，均补充至2岁，夏季阳光充足，可适当暂停或减量服用维生素D；一般可不加服钙剂，但乳类摄入不足和营养欠佳时可适当补充，建议就医听取医生意见。

侯乐乐

⊕ 七十二、孩子患麻疹该怎么办？

（一）定义

麻疹是儿童最常见的急性呼吸道传染病之一。麻疹病毒属副黏液病毒，通过呼吸道分泌物飞沫传播。临床上以发热、上呼吸道炎症、眼结膜炎及皮肤出现红色斑丘疹和颊黏膜上有麻疹黏膜斑，疹退后遗留色素沉着伴糠麸样脱屑为特征。常并发呼吸道疾病如中耳炎、喉气管炎、肺炎等，及麻疹脑炎、亚急性硬化性全脑炎等严重并发症。

（二）问诊内容

1. 有没有发热？皮疹什么时候出现，是怎样的皮疹，分布部位？发热与皮疹出现的时间相关性？

2. 有没有咳嗽、流鼻涕、流眼泪的症状？口腔有没有溃疡或者膜状物？有没有抽搐、头痛、呕吐情况？

3. 以前有没有正常接种疫苗？近期有没有接触出皮疹、发热的患儿？

4. 有没有耳朵疼痛、流脓的情况？

（三）分析

我国实施计划免疫后，麻疹发病率和病死率已明显降低，麻疹大流行基本上得到控制。但由于人口流动增加，部分儿童麻疹疫苗漏种或免疫失败，加之初免后随着年龄增长而免疫力逐渐降低等原因，致使麻疹小规模流行时有发生，且表现出以下新特点：发病年龄后移，过去麻疹发病多为5岁以下儿童，尤以1～2岁最多；现在患麻疹者大多是8个月以内婴儿和7岁以上学龄儿童，成人偶有发病。麻疹的传染性很强，在人口密集而未普种疫苗的地区易发生流行，2～3年一次大流行。

典型麻疹的特点：3天持续性发热，高热出皮疹，出疹时间3天，疹退后皮肤有色素沉着，而且患儿的卡他症状比较明显，一般自然病程7～10天。患儿早期在口腔颊黏膜处见到麻疹黏膜斑，出疹顺序为耳后、颈部，而后躯干，最后遍及四肢手和足。退疹后皮肤脱屑并有色素沉着。早期鼻咽分泌物找多核巨细胞及尿中检测包涵体细胞有利于早期诊断。在出疹后第一天或第二天检测血清麻疹抗体，若阳性即可确诊。

（四）建议

如果患儿确诊为麻疹，就让其卧床休息，房间内保持适当的温度和湿度，常通风保持空气新鲜；有畏光症状时房内光线要柔和；给予容易消化的富有营养的食物，补充足量水分；保持皮肤、黏膜清洁，口腔应保持湿润清洁，可用盐水漱口。一旦发现手心脚心有疹子出现，说明疹子已经出全，病人进入恢复期。密切观察病情，出现合并症如支气管炎、肺炎、抽搐等情况立即看医生。

由于麻疹疫苗的使用，麻疹的起病及整个病程可能不典型，因此，建议如果出现发热伴皮疹，患儿需要及时尽早去医院明确皮疹原因。对于麻疹要做到早期发现，早期隔离。一般病人隔离至出疹后5天，合并肺炎者延长至10天。接触麻疹的易感者应检疫观察3周。

李栋方

七十三、孩子被诊断为肺结核该怎么办？

（一）定义

结核病是由结核分枝杆菌引起的慢性传染病，可侵及许多脏器，以肺部结核感染最为常见。90%以上的肺结核是通过呼吸道传染的，健康人吸入带有结核杆菌的飞沫后便会有机会感染结核菌。

（二）问诊内容

1. 有没有发热、咳嗽？有没有午后潮热表现？

2. 做过什么检查？体重有没有明显下降？

3. 周围人有没有得结核病或者老是咳嗽的？

4. 近期体力有没有变差，活动后是否会气促？

（三）分析

肺结核一般有较密切的结核病接触史，起病可急可缓，多为低热（午后为著）、盗汗、乏力、胃口变差、体重下降等；呼吸道症状有咳嗽、咳痰、咯血、胸痛、不同程度胸闷或呼吸困难。肺部的早期、小范围的结核不易查到阳性体征，病变范围较广者就容易在体检时候发现肺部异常情况，晚期结核形成纤维化，局部收缩使胸膜塌陷和纵隔移位。在结核性胸膜炎者早期有胸膜摩擦音，可形成大量胸腔积液。

肺结核分 4 型。①原发性肺结核：肺内渗出病变、淋巴管炎和肺门淋巴结肿大的哑铃状改变的原发综合征，儿童多见，或仅表现为肺门和纵隔淋巴结肿大；②血型播散型肺结核；③继发性肺结核；④结核性胸膜炎。通过检查患儿的血常规、血沉、结核菌素试验、痰结核菌检测、抗体检测和胸片结果，可以诊断出肺结核，并以此判断病情轻重。但由于目前结核感染往往没有特异性，典型的肺结核的表现反而不多见了。

（四）建议

因为肺结核是传染性疾病，一旦诊断为肺结核，建议至当地的结核病防治所或者传染病医院治疗，而且医生确认可以在家庭治疗后，才能在家里继续抗结核治疗。同时肺结核也是慢性疾病，因此需要遵照医嘱服药治疗，要按时、长期用药，剂量要足，配伍要当，不要轻易更换治疗方案。对活动性结核病坚持早期、联用、适量、规律和全程使用敏感药物的原则。患儿在家治疗的，需要注意开窗通风，注意消毒。

李栋方

七十四、孩子被诊断为肾病综合征要注意什么？

（一）定义

肾病综合征是一组由多种原因引起的肾小球基底膜通透性增加，导致血浆内大量蛋白质从尿中丢失的临床综合征。临床有以下 4 大特点：①大量蛋白尿；②低蛋白血症；③高脂血症；④明显水肿。以上①、②两项为必备条件。

（二）问诊内容

1. 每天出入量情况怎样？包括所有饮食中所含液体量、尿量、出汗多少等。

2. 小便的性质如何？有无肉眼血尿、泡沫尿？

3. 眼睑、下肢、腹部、阴囊（男孩注意）等部位有无水肿情况？

4. 有无发热、咳嗽，尿频、尿急、尿痛？

5. 有无头痛，视蒙、眼花？

6. 有无恶心、心悸、呕吐、腹泻？大便次数和性质怎样？

7. 有无腹痛、下肢疼痛、皮肤出血点或瘀斑等情况？

8. 精神怎么样？饮食状况？每天食盐量多少？

（三）分析

孩子诊断为肾病综合征后，治疗主要包括一般治疗和免疫抑制剂（主要用糖皮质激素等）治疗。在整个治疗过程中同时注意并发症的发生。

1. 一般治疗：

（1）休息：除水肿显著、并发感染或严重高血压外，一般不需要卧床休息。病情缓解后逐渐增加活动量。

（2）饮食：显著水肿和严重高血压时应短期限制水钠摄入，病情缓解后不必继续限盐。活动期供盐 1~2 g/d。蛋白质摄入 1.5~2 g/（kg·d），以高生物价的动物蛋白（乳、鱼、蛋、禽、牛肉等）为宜。应在应用糖皮质激素过程中每日给予维生素 D 400 单位及适量钙剂。

（3）预防感染。

（4）利尿：对水肿较重伴尿少者可配合使用利尿剂，但需要密切观察出入量、体重变化及电解质紊乱。

（5）对家属的教育：应使父母及孩子很好了解肾病的有关知识，积极配合。

2. 并发症常见：

（1）各类感染：上呼吸道感染、支气管炎、肺炎、皮肤感染、泌尿系感染等，其中上呼吸道感染多见；

（2）电解质紊乱或血容量减低：可引起低钠、低钾、酸中毒等各类电解质紊乱；

（3）凝血功能异常：皮肤出血点或瘀斑，下肢血栓、肠系膜动静脉血栓形成等；

（4）肾功能衰竭或肾小管功能障碍：尿少、血肌酐、尿素氮增高，甚至肾性糖尿、氨基酸尿等。

（四）建议

1. 首先应帮助孩子克服不良的心理因素，解除其思想顾虑，避免情志刺激，培养乐观情绪。注意休息。

2. 水肿明显时应限制水分摄入；高度水肿而尿量少者应严格控制水分；水肿、高血压者应低盐饮食；肾功能正常应给予优质高蛋白饮食；肾功能受损者，蛋白质的入量应予限制；注意摄入低脂饮食，饮食当中富含可溶性纤维（燕麦、米糠等）也有利于降脂；饮食中供给丰富的多不饱和脂肪酸如鱼油可使血脂下降而且尿蛋白减少，肾小球硬化程度减轻；多吃新鲜水果和蔬菜，以补充维生素 B、C、D，叶酸，以及铁、铜、锌等；注意保持口腔清洁，防止口腔炎症，以增进食欲。

3. 做好个人卫生，保持口腔清洁，加强皮肤护理。要根据不同季节和气温变化，随时增减衣被，预防上呼吸道感染。经常沐浴，及时更换内衣，注意保持皮肤清洁及床铺干燥平整。严重水肿及高血压者，要绝对卧床休息，经常翻身，避免受压和擦伤，以防发生压疮。

4. 激素的运用一般要遵循"足量、慢减、长期维持"的八字方针。严格执行医师制定的激素减量方案，要求家长做到：明确每天服药的剂量及时间；熟知并正确掌握每次减量后的剂量及维持时间；每周进行尿常规化验检查；不得自行根据尿化验结果，随意增减药量。

5. 加强患儿的生活管理：合理调节运动，避免劳累。家庭治疗期间，要避免服用具有收缩血管和肾毒性的药物。坚持定时、定期检测尿液，掌握疾病复发的直观症状。如尿中突然出现大量泡沫，尿颜色、性状及尿量的改变，颜面部出现水肿，饮食减少、乏力、发热等，应引起足够的重视。

6. 不要乱吃药："是药三分毒"，不管中药、西药都存在一定的毒性，肾脏是人体内最大受害脏器之一。另外应按要求定期到医院复诊，按医嘱按时服药。

7. 肾病综合征是一种急性起病的"慢性病"，治疗周期一般在数月至数年以上，而且病程中还易经常反复及复发，以致于病程更加迁延日久。即使是从不复发的"幸运者"，服药的时间一般也需要7~8个月以上，所以，该病需要到肾病专科长期随诊。

孟　哲

➕ 七十五、孩子被诊断为急性肾炎该怎么办？

（一）定义

急性肾炎又称急性肾小球肾炎，是一组病因不一，临床表现为急性起病，多有前驱感染，以血尿为主，伴不同程度蛋白尿，可有水肿、高血压或肾功能不全等特点的肾小球疾病。急性肾炎可分为急性链球菌感染后肾小球肾炎和非链球菌感染后肾小球肾炎。以前者多见。

（二）问诊内容

1. 每天出入量情况怎样？包括所有饮食中所含液体量、尿量、出汗多少等。

2. 小便的性质如何？有无肉眼血尿、泡沫尿？

3. 眼睑、下肢、腹部、阴囊（男孩注意）等部位有无水肿情况？

4. 有无发热、咳嗽，气急气促？

5. 有无头痛，视蒙、眼花？

6. 有无恶心、心悸、呕吐、腹泻？大便次数和性质怎样？

7. 精神怎么样？饮食状况如何？

（三）分析

以急性链球菌感染后肾小球肾炎为例，临床表现尿量减少、水肿、血尿、蛋白尿、高血压为主。此类病无特异治疗。主要通过休息，饮食，降压、利尿等对症治疗，有感染灶时抗感染。但需要对急性肾炎严重表现类型，如严重循环充血、高血压脑病、急性肾功能衰竭等高度重视，及时治疗。

（四）建议

1. 保持良好的治疗心态。多数的症状只是暂时的，等病情愈合后就会恢复正常，一般不会引起后遗症。

2. 保证空气的清新和流通，通风口不可以对着患者，避免一些疾病的发生，如常见的感冒发烧等。

3. 急性肾炎患者急性期需要卧床休息 2～3 周，直到肉眼血尿消失、水肿减退、血压正常，即可下床进行轻微活动。血沉正常可上学，但应避免重体力活动。尿检完全正常后方可恢复体力活动。

4. 要注意急性肾炎患者的饮食。患者的饮食要根据病情来决定，患病初期在水肿、高血压等并发症高发期的时候要选择少盐或无盐食物。当水肿等症状消退后可以食用一些低盐食物。对于一些水肿和少尿的患者还要控制其饮水量，限制蛋白质和钾钠离子的吸收。

5. 注意病情变化，突然呼吸增快、频咳、咳泡沫痰、恶心、呕吐、剧烈头痛、尿少加重、无尿等病情出现时需要紧急处理。

孟 哲

七十六、孩子被诊断为风湿热要注意什么?

（一）定义

风湿热是一种由咽喉部感染 A 组乙型溶血性链球菌后反复发作的急性或慢性风湿热疾病，主要累及关节、心脏、皮肤和皮下组织，偶可累及中枢神经系统、血管、浆膜及肺、肾等内脏。临床表现以关节炎和心脏炎为主，可伴有发热、皮疹、皮下结节、舞蹈病等。本病发作呈自限性，急性发作时通常以关节炎较为明显，急性发作后常遗留轻重不一的心脏损害，尤其以瓣膜病变最为显著，形成慢性风湿性瓣膜病。发病可见任何年龄，最常见为 5～15 岁的儿童和青少年，3 岁内的婴幼儿极为罕见；一年四季均可发病，以冬春季多见；无性别差异。

（二）问诊内容

1. 起病有无病因或诱因？有无前驱感染，如发热、咽痛、淋巴结肿大、咳嗽等？

2. 起病缓急、病程？有无关节炎、心脏炎？有无皮下结节、环状红斑？

3. 有无舞蹈病？有无呕吐、腹泻？

4. 发病以来的饮食、睡眠、大小便及体重变化。

5. 发病以来是否到医院检查过，曾做过哪些检查和治疗？治疗是否有效？

6. 既往有无类似病史？有无呼吸系统、消化系统疾病？有无外伤史、心血管系统疾病史？

（三）分析

风湿热是 A 组乙型溶血性链球菌咽峡炎后的晚期并发症。主要致病因素：①链球菌在咽峡部存在时间越长，发病的机会越大；②特殊的致风湿热 A 组乙型溶血性链球菌菌株，如 M 血清型（甲组 1~48 型）和黏液样菌株；③患儿的遗传背景，一些人群具有明显的易感性。

发病机制：①分子模拟，A 组链球菌的蛋白质抗原与人体心瓣膜和脑等组织存在交叉抗原性，可引起交叉免疫反应，这一反应在风湿热瓣膜病变的发病机制中非常重要；②免疫反应；③遗传背景；④毒素。

（四）建议

尽快就诊。

治疗目标：清除链球菌感染，去除诱发风湿热的病因；控制临床症状，使心脏炎、关节炎、舞蹈病及风湿热症状迅速缓解，解除风湿热带来的痛苦；处理各种并发症，提高患儿身体素质和生活质量，延长寿命。

一级预防：风湿热有家族多发和遗传倾向，因此患者的亲属为风湿热的高危人群，应重点预防。目前推荐患者在确诊有 A 组溶血性链球菌咽炎，或者 5 岁以上的青少年在拟诊上呼吸道链球菌感染时，即应给予治疗，可用单剂长效青霉素肌内注射，每日 2 次，连续用药 2 周。

二级预防：主要针对年幼、有高度易感因素、风湿热多次复发、有过心脏炎和有瓣膜病后遗症者，首要目的是预防和减轻心脏损害。以长效青霉素每 3~4 周肌内注射 1 次，用药至少 10 年，直至 40 岁，甚至终生预防。

陈雪贞

七十七、孩子被诊断为心肌病要注意什么？

（一）定义

心肌病是儿童时期非常严重的疾病，预后差，存活者常伴有持久的心肌损害及心肌功能不全。1995 年世界卫生组织国际心脏病联合会（WHO/ISFC）制订的心肌病的定义是心肌疾病同时有心功能不全。2006 年美国心脏病协会（AHA）制订的当代心肌病的定义和分类中的定义：心肌病是一种异质性心肌疾病合并有机械和（或）电功能障碍，通常（但并非不可变）表现为不适当的心肌肥厚或扩张，其病因不同而以基因异常最为常见。心肌病既可局限于心肌，也可是全身系统疾病的一部分，经常导致心血管问题而死亡，也可有进行性心力衰竭相关的活动不良。2008 年欧洲心脏病协会（ESC）对心肌病的定义：心肌病是心肌构造和解剖异常且除外引起上述心肌异常的冠状动脉病、高血压、心瓣膜病和先天性心脏病。以上 3 个定义代表了世界著名心脏病学术团体专家集体的意见，其中以 2008 年 ESC 的定义较完全、简洁和明了。

（二）问诊内容

儿童扩张型心肌病各年龄儿童均可受累，大多数起病隐缓，主要表现为慢性充血性心力衰竭，偶有以突然发生急性心力衰竭或心律失常起病。问诊需注意有否呼吸急促，喂奶困难或喂奶时呛咳甚至拒食等心功能不全的征象，有否发育迟缓，体重不增、消瘦、多汗等心排血量不足的表现。切莫误认为营养不良或有佝偻病。儿童诉说易疲乏，儿童长出气，有的口周发青，可能与心脏疾病有关系。部分心肌病与遗传代谢有关，因此，需了解有否家族史，有否遗传代谢病（如肉毒碱缺乏）及营养障碍（如硒缺乏），曾经有否病毒性心肌炎的病毒持续感染。

（三）分析

小儿心肌病经过检查而能够明确病因者占 30%～40%，在明确的病因中，单纯家族性心肌病约占 26%，神经肌病约占 29%，先天性代谢缺陷约占 15%，畸形综合征占 11.5%，心肌炎占 27%（仅见于扩张型心肌病）。这些病因在肥厚型心肌病（HCM）与扩张型心肌病（DCM）中不尽相同。目前心肌病患儿获得病因诊断的比例仍然比较低，可能与特殊的诊断检查仅在少数医院可做（如代谢病检查）或尚未转化为临床实用技术（如疾病基因检测）、缺少临床诊断流程及规范等有关。心肌病的病因诊断十分重要，有些心肌病明确病因后经过治疗有逆转恢复正常或获得明显改善的希望，需要重视寻找病因并积极开展治疗研究。

近年报道家族性扩张型心肌病，主要为常染色体显性遗传，此外尚有常染色体隐性遗传、性联遗传及线粒体遗传。在常染色体遗传扩张型心肌病家族中，目前已标测到有关的 6 个基因在染色体的位点。性联遗传扩张型心肌病有 2 个基因位点已标出，其一为 Duchenne 和 Becker 肌营养不良青少年男性发病；其二为 Barth 综合征，男婴患病有扩张型心肌病骨骼肌病变、白细胞减少症、3-methylglutaconic 酸尿及线粒体异常，通常病情迅速恶化，于婴儿期死亡。除家族性扩张型心肌病外，其他病因有遗传代谢疾病、营养缺乏、化学及物理因素中毒、感染及快速性心律失常等。

对遗传性心肌病，我国专家参照 2011 年美国心律学会、欧洲心脏节律学会及中华医学会心血管病学分会发表的心肌病基因检测专家共识，结合国内外儿童心肌病研究进展，讨论提出了国内儿童心肌病基因检测建议（图 2）。

图 2　国内儿童心肌病基因检测建议

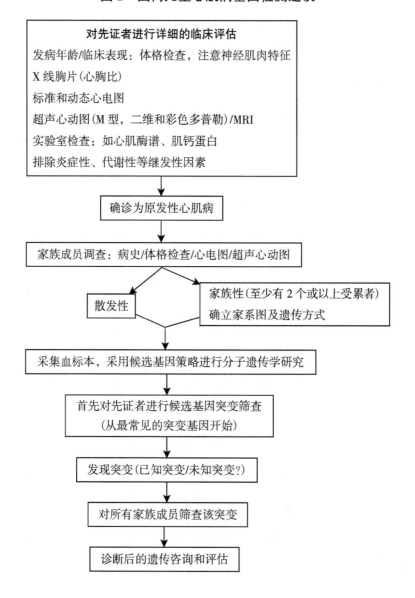

（四）建议

提高对代谢性心肌病的认识，所有患儿均经病史、体格检查并经常规实验室检查、胸片、12 导联心电图、超声心动图检查，了解心肌肥厚、心腔大小、心腔及流出道梗阻、心脏舒张功能减退情况。可行心脏螺旋 CT 检查确诊心肌病；需要评价心脏功能；必要时可采用串联质谱（MS–MS）干血滤纸片法测定游离肉碱及酰基肉碱浓度，疑似糖原代谢异常、脂肪酸氧化代谢异常、线粒体病、贮积病、有机酸代谢异常和氨基酸代谢异常合并心肌病的，可做相应的筛查。

覃丽君

七十八、孩子被诊断为病毒性心肌炎怎么办？

（一）定义

病毒性心肌炎是一种与病毒感染有关的局限性或弥漫性炎症性心肌疾病，是最常见的感染性心肌炎。近年来随着检测技术的提高，发现多种病毒可引起心肌炎，其发病率呈逐年增高趋势，是遍及全球的常见病和多发病。其临床表现取决于患者的年龄、性别、感染病毒的类型、机体反应性，以及病变范围等因素，轻重差异很大，且不特异，易造成误诊或漏诊。轻者几无症状而呈亚临床表现，或症状轻微；重者可出现心脏扩大、心功能不全、严重心律失常、休克等，甚至猝死。

（二）问诊内容

1. 有无心悸、乏力、胸闷、头晕等心律失常症状？有无心前区疼痛？有无晕厥甚至抽搐？有无面部乃至四肢水肿、少尿等症状？

2. 起病前 1~3 周有无病毒感染史，如发热、倦怠、全身肌肉酸痛、流涕等上呼吸道感染引起的感冒样症状或恶心、呕吐、腹泻等消化道症状？有无肝炎、腮腺炎等感染史？

3. 孩子接受过何种检查及治疗？效果如何？

（三）分析

病毒性心肌炎是一种与病毒感染有关的局限性或弥漫性炎症性心肌疾病，其机制尚未完全阐明，目前认为主要包括两个阶段：第一阶段是病毒经血流直接侵犯心肌，病毒本身所致的溶细胞作用，引起心肌损害和功能障碍；第二阶段主要为免疫变态反应期，免疫反应的发生可能由病毒本身，也可能由病毒与心肌形成抗原抗体复合体所致。其临床表现异质性大，但主要的临床特点有①前驱病毒感染史；②心律失常；③心率改变：包括与体温不成比例的持续性窦性心动过速或心动过缓；④心音改变：第一心音减低或分裂，呈胎心音，可闻及第三心音或第四心音，严重时可出现奔马律；⑤杂音：心尖区可闻及收缩期吹风样杂音，亦可闻及舒张期杂音，杂音强度多不超过 3 级，病情好转后多可消失；⑥心脏扩大：轻症患者心脏不扩大或扩大不明显，重者心脏明显扩大；⑦心力衰竭：重症患者可出现急性心力衰竭，甚至出现心源性休克。

根据病毒性心肌炎临床表现的不同，目前大致可将其可分 7 型。①隐匿型：指无自觉症状，因健康检查见心脏扩大或心电图异常而发现，或因意外事件死亡尸检中发现。②猝死型：多为局灶型心肌炎，症状隐匿，多因突然发生心室颤动、心脏停搏而死亡，本型是青少年最常见猝死原因。

③心律失常型：常以心悸为主要症状，多为频发性期前收缩，以室性期前收缩多见，可呈二、三联律，也可出现Ⅰ～Ⅲ度房室传导阻滞。④心力衰竭型：此型心肌损害多较弥漫而严重，心脏常明显扩大，可表现为左、右心或全心衰竭，临床上尤以左心衰竭多见，部分急性左心衰竭并胸痛，检查有血清酶学改变，心电图亦可出现病理性 Q 波，可酷似急性心肌梗死。本型常并发心包炎。⑤暴发型：常在病毒感染后数天内出现急性心衰、心源性休克或严重心律失常，病死率高。⑥慢性心肌炎：表现为病情迁延反复，时轻时重，呈慢性过程，常伴进行性心脏扩大和心力衰竭，每因感冒或病毒感染而加重，亦可在病程中猝死，但多数经数年至数十年后因心功能不全致死。本型有时与原发性扩张型心肌病难以鉴别。⑦后遗症型：患者心肌炎虽已基本痊愈，但可遗留不同程度心律失常或其他症状。

根据病情变化和病程长短，病毒性心肌炎可分为 4 期。①急性期：指新近发病，临床症状明显而多变，病程多在 6 个月以内。②恢复期：临床症状和心电图改变等逐渐好转，但尚未痊愈，病程一般在 6 个月以上。③慢性期：部分病人临床症状、心电图、X 线、酶学等检查呈病情反复或迁延不愈，实验室检查有病情活动的表现者，病程多在 1 年以上。④后遗症期：患心肌炎时间久，临床已无明显症状，但遗留较稳定的心电图异常，如室性期前收缩、房室或束支传导阻滞、交接区心律等。

病毒性心肌炎的诊断依据包括临床依据、病原学依据，具体如下。

临床诊断依据包括①心功能不全、心源性休克或心脑综合征；②心脏扩大（X 线、超声心动图检查提示）；③心电图改变：以 R 波为主的 2 个或 2 个以上主要导联的 ST-T 改变持续 4 天以上伴动态变化，窦房、房室传导阻滞，完全性右或左束支阻滞，成联律、多形、多源、成对或并行性期前收缩，非房室结及房室折返引起的异位性心动过速，低电压及异常 Q 波；④CK-MB 升高或心肌肌钙蛋白增高。

病原学诊断依据包括①确诊指标：自患儿心内膜、心肌、心包（活检、病理）或心包穿刺液检查可分离到病毒，用病毒核酸探针查到病毒核酸，或特异性病毒抗体阳性；②参考依据：自患儿粪便、咽拭子或血液中分离到病毒，且恢复期血清同型抗体滴度较第一份血清升高或降低4倍以上；③病程早期患儿血中特异性 IgM 抗体阳性；④使用病毒核酸探针自患儿血中查到病毒核酸。

（四）建议

病毒性心肌炎起病隐匿，临床表现多样且异质性强，而进展快、死亡率高，结局往往较差。此外，病毒性心肌炎的诊断需要借助心电图、心脏彩超、血液检查甚至病理活检等专业手段。因此，家长一旦发现孩子有心前区疼痛、心悸、胸闷、乏力等症状，并追溯到前驱的病毒感染史，应当立即前往医院寻求专业帮助。而作为临床医生，在接诊疑似病毒性心肌炎的患儿时应当详细采集病史，尽早进行心电图、心肌酶学等实验室检查，并转诊心血管专科医生。

刘祖霖

七十九、孩子患先天性心脏病有什么治疗方法？

（一）定义

先天性心脏病是指在胚胎发育时期由于心脏及大血管的形成障碍或发育异常而引起的解剖结构异常，或出生后应自动关闭的通道未能闭合的情形。发病率占出生活婴的 0.7%～1.2%，这意味着我国每年新增先天性心脏病患者 15 万～20 万。

（二）问诊内容

1. 有否症状？青紫及青紫出现的时间、部位、规律如何？只是在活动、哭闹、屏气或患肺炎时才出现青紫，还是持续性青紫？

2. 心脏杂音多在就诊时被医生发现，询问最早发现心脏杂音的时间。

3. 体力差情况，有否在婴儿期喂养困难，吸吮数口就停歇，气促，易呕吐和大量出汗，喜竖抱；年长儿不愿活动，喜蹲踞，活动后易疲劳，阵发性呼吸困难，哺乳、哭闹或大便时突然昏厥等？

4. 平时有否反复呼吸道感染？是否曾经心衰？有否外周水肿、蹲踞、杵状指（趾）和红细胞增多症？

5. 是否瘦弱、营养不良、发育迟缓等？是否自幼哭声嘶哑、易气促、咳嗽？

6. 是否合并其他畸形，如先天性白内障、唇腭裂、先天愚型、胸廓畸形等？

（三）分析

先天性心脏病有些患者可同时合并多种畸形，最轻者可以无症状，重者出生即出现严重症状如缺氧、休克甚至夭折。根据血液动力学变化，先天性心脏病可分为发绀型和非发绀型；也可根据有无分流分为 3 类：无分流类（如肺动脉狭窄、主动脉缩窄）、左至右分流类（如房间隔缺损、室间隔缺损、动脉导管未闭）和右至左分流（如法洛四联症、大血管错位）类。

先天性心脏病常见临床表现如下：

1. 青紫：青紫是青紫型先天性心脏病（如大血管错位、法洛四联症等）的突出表现。可于出生后持续存在，也可于出生后 3～4 个月逐渐明显，在口唇、指（趾）甲床、鼻尖最明显。而潜伏青紫型心脏病（如室间隔缺损、房间隔缺损、动脉导管未闭）平时并无青紫，只是在活动、哭闹、屏气或患肺炎时才出现青紫，晚期发生肺动脉高压和右心衰竭时可出现持续青紫。

2. 心脏杂音：多数先天性心脏病都可听到杂音，心脏杂音多在就诊时被医生发现，杂音比较响亮、粗糙，严重者可伴有胸前区震颤。部分正常儿童可有生理性杂音。

3. 体力差：由心功能差、供血不足和缺氧所致。重症患儿在婴儿期即有喂养困难，吸吮数口就停歇，气促，易呕吐和大量出汗，喜竖抱；年长儿不愿活动，喜蹲踞，活动后易疲劳，阵发性呼吸困难，缺氧严重者常在哺乳、哭闹或大便时突然昏厥，易出现心衰。

4. 易患呼吸道感染：多数先天性心脏病由于肺血增多，平时易反复患呼吸道感染，反复呼吸道感染又进一步导致心功能衰竭，二者常互为因果，成为先天性心脏病的死亡原因。

5. 心衰：新生儿心衰被视为一种急症，通常大多数是由于患儿有较严重的心脏缺损，其临床表现由肺循环、体循环充血，心输出量减少所致，患儿面色苍白，憋气，呼吸困难和心动过速，血压常偏低，可听到奔马律，肝大，但外周水肿较少见。

6. 蹲踞：患有紫绀型先天性心脏病的患儿，特别是法洛四联症的患儿，常在活动后出现蹲踞体征，这样可增加体循环血管阻力，从而减少心隔缺损产生的右向左分流，同时也增加静脉血回流到右心，从而改善肺血流。

7. 杵状指（趾）和红细胞增多症：紫绀型先天性心脏病几乎都伴杵状指（趾）和红细胞增多症。杵状指（趾）的机理尚不清楚，但红细胞增多症是机体对动脉低血氧的一种生理反应。

8. 肺动脉高压：当间隔缺损或动脉导管未闭的病人出现严重的梗阻性肺动脉高压和紫绀时，称为艾森曼格综合征。表现为紫绀，红细胞增多症，杵状指（趾），右心衰竭征象如颈静脉怒张、肝肿大、组织水肿，这时病人已丧失了手术的机会，唯一等待的是心肺移植。

9. 发育障碍：先天性心脏病的患儿往往发育不正常，表现为瘦弱、营养不良、发育迟缓等。

10. 其他症状：先天性心脏病如有左心房扩大或肺动脉压迫喉返神经，则自幼哭声嘶哑、易气促、咳嗽；合并其他畸形，如先天性白内障、唇腭裂和先天愚型等；心室增大可致心前区隆起，胸廓畸形；持续青紫者可伴有杵状指，多在青紫出现后 1~2 年形成。

（四）建议

家长如果发现自己的孩子有上述症状，应及早到医院就诊，以确诊是否患有先天性心脏病，常用的检查方法有 X 线检查、心电图、超声心动图，必要时做心导管及心血管造影检查。一旦确诊为先天性心脏病，应尽早去心脏科就诊，由医生决定治疗方案和手术时机，部分先天性心脏病在 3~5 岁前有自愈的机会，另外有少部分患者畸形轻微、对循环功能无明显影响，而无需任何治疗；但多数患者需手术治疗校正畸形。随着医学技术的飞速发展，目前多数患者若及时手术治疗，则生长发育不受影响，并能胜任普通的工作、学习和生活的需要。

先天性心脏病治疗方法有 2 种：介入治疗与手术治疗。介入治疗经过 40 余年的发展，尤其 Amplatzer 封堵器的问世，具有划时代的意义。介入治疗适用于动脉导管未闭、房间隔缺损、室间隔缺损、肺动脉瓣狭窄、二尖瓣狭窄、多种类型的冠状动脉瘘及内、外科镶嵌治疗。治疗时医生穿刺病人血管（一般采用大腿根部血管），通过特制的直径为 2~4 mm 的鞘管，在 X 线和超声的引导下，将大小合适的封堵器送至病变部位封堵缺损，达到治疗目的。目前，各种介入治疗的成功率在 98% 以上，可起到根治效果，术后并发症少。而复杂先天性心脏病多需要进行外科手术治疗，如法洛四联症，以及其他紫绀型心脏病。因此，在治疗之前，应该进行全面的检查，制定合理、可行的最佳方案。

覃丽君

➕ 八十、孩子患脑膜炎怎么办?

（一）定义

脑膜炎是常见的中枢神经系统感染性疾病，由细菌、病毒、真菌、螺旋体、原虫、立克次体、肿瘤与白血病等各种生物性致病因子侵犯软脑膜和脊髓膜引起。

（二）问诊内容

1. 起病季节，起病情况如何？病情急缓，病情进展情况如何？

2. 孩子有无发热、头痛、呕吐症状，精神状态怎么样，是否有意识改变（婴幼儿是否有不吃、不哭、不动等，摇头、打头，体温不升）？是否有惊厥，表现怎么样？是否有肢体瘫痪或感觉异常？

3. 起病前几天有无呼吸道或消化道感染的病史？

4. 是否有结核接触史，最近是否有外出旅游史？居住环境如何，是否有养宠物，周围是否有人养鸽子等？

（三）分析

早期诊断、及时治疗是决定脑膜炎预后的重要因素。凡不明原因的持续发热伴有剧烈头痛、呕吐、惊厥，同时伴有中枢神经系统症状，小婴儿反应差、易激惹、抽搐、前囟隆起、颈强直，应考虑有脑膜炎的可能。为明确脑膜炎诊断和病因，应及早做脑脊液的检查。通过腰穿取得脑脊液标本，进行常规、生化、细胞学、病原学、酶学、免疫球蛋白等检测，对脑膜炎有重要诊断和鉴别诊断的意义。影像学检查如增强 MRI 扫描对诊断脑膜炎较敏感。此外，MRI 能发现神经系统并发症如室管膜炎、硬膜下积液及局限性脑脓肿，并可发现脑室扩大、脑沟变窄、脑肿胀、脑移位等异常表现。

（四）建议

脑膜炎病情严重、进展迅速，确诊后应立刻治疗，减少后遗症和死亡率。治疗主要包括以下几方面：

1. 对症及支持疗法：严密观察患儿病情变化，如各项生命体征及意识。降颅压、退热、止惊等对症治疗。注意水、电解质、酸碱平衡，可予血浆或丙种球蛋白等支持治疗。

2. 病因治疗：根据引起脑膜炎的不同致病微生物，选择抗生素、抗病毒、抗真菌或抗寄生虫等早期、足量、足疗程治疗。

3. 肾上腺皮质激素：可以降低炎症反应，减轻脑水肿和颅内炎症粘连，改善脑的循环。

4. 并发症治疗：治疗脑膜下积液、脑室管膜炎、脑性低钠血症和脑积水等并发症。

何展文

➕ 八十一、孩子被诊断为癫痫要注意什么？

（一）定义

癫痫是一种发作性脑病，以慢性、反复性、发作性脑功能障碍为特征，可以表现为发作性意识障碍，伴有或不伴抽搐等。

（二）问诊内容

1. 发作时是怎样的表现，是强直、阵挛，还是失神？是局部发作还是全身发作？

2. 多久发作一次？每次发作多长时间？病程多久了？

3. 发作时有没有伴随症状，如发绀、呕吐、大汗、意识不清、二便失禁等？

4. 起病有没有原因？比如发作前有无诱因？孩子出生时有无异常？母亲怀孕时有无异常？有无外伤史，家族史有无异常？家族中有无类似患者？

5. 做了哪些检查？头颅 MRI、CT，脑电图，有哪些阳性结果？

6. 用了哪些治疗方案？疗效如何？

（三）分析

癫痫的临床表现多种多样，其分类繁杂。要认识癫痫的表现，首先要把握癫痫发作的分类（表 9）：

表9 小儿癫痫发作分类

分 类	表 现		
Ⅰ部分性（限局性、局灶性）发作	意识清楚	简单部分性发作	运动性发作；感觉性发作；植物神经性发作；精神症状性发作
	意识障碍	复杂部分性发作	
部分性发作演变为全身性发作			
Ⅱ全身性（广泛性、弥漫性）发作	失神发作；肌阵挛性发作；阵挛性发作；强直性发作；强直-阵挛性发作；失张力性发作		
Ⅲ其他分类不明的各种发作			

1. 部分性发作提示开始的神经元过度放电限于脑的某一部位。根据发作时有无意识障碍进一步分为简单部分性发作和复杂部分性发作，前者意识不丧失，后者伴有意识障碍。发作内容可以表现为运动发作、感觉发作、植物神经性发作或精神症状发作等。

（1）运动性发作形式多样，运动皮质某一部位受影响，相对应的躯体部位发生抽动，如偏身抽动或某肢体、手、足或面部某部位抽动。杰克森发作（Jacksonian seizure）是一种特殊形式的运动性发作，异常放电沿大脑皮质运动区扩展，相应部位所支配的肌肉按顺序发生抽动，例如发作可从一侧口角抽动开始，依次波及拇指、手部、前臂、上臂、躯干、下肢……意识可存在，但放电扩展至某些结构时，可引起意识丧失，甚至全身惊厥发作。运动性发作还可表现为旋转性发作、姿势性发作、发音性发作等，后者表现为重复某个音节或词组，有时则表现为语音中断但能发出声音。

（2）感觉性发作表现为发作性躯体感觉异常及特殊感觉异常。如针刺感、麻木感、幻视、幻嗅及发作味觉异常。通常发生和停止都较突然，历时多较短暂。在小儿由于主诉困难，单纯感觉性发作常不容易诊断，有时患儿仅表现为发作性的烦躁和惊恐。

（3）植物神经性发作时表现为植物神经症状，如心悸、腹部不适、呕吐、面色苍白或潮红、大汗、竖毛、瞳孔散大或二便失禁。

（4）精神症状性发作为高级脑功能障碍发作，表现为记忆障碍，如对熟悉的环境突然感到非常陌生（生疏感），或对陌生的环境突然感到十分熟悉（熟悉感）；或表现为语言障碍，能发音但构词不能，言语中断；或表现为认知障碍，如梦样状态、时间失真感、人格解体感；或表现为情感性发作，如突然感到恐惧、暴怒，少数突然感到无端的愉悦。

2. 全身性发作首发的临床表现提示神经元过度放电从一开始即波及两侧大脑半球，运动症状和发作时脑电图变化均为双侧性。

（1）失神发作具有4个特点：①发作开始和结束均突然；②发作时间短暂；③发作频繁；④有意识障碍，但不跌倒。常常表现为突然意识丧失，正在进行的活动突然中止，两眼茫然呆视，或双眼短暂上翻，此时与之说话无反应。整个过程持续数秒至 30 秒，之后发作突然停止，外界刺激可能缩短发作时间。发作后不能忆及刚才行为。发作频繁，每天数次至数十次。

（2）肌阵挛性发作时某个肌肉或肌群突然快速有力地收缩，表现为面部、肢体或躯干突然有力地抽动，如触电状。若站立时发作表现为突然有力地摔倒；坐位时发作可突然从座位中弹出。

（3）阵挛性发作时躯干和肢体呈节律性抽动，无强直成分，伴意识丧失。抽动频率常先快后慢，抽动频率逐渐减少时其幅度并不减低。

（4）强直性发作是受累肌群强烈、单一位相的强直性收缩，使躯体维持某一姿势，眼和头偏向一侧，持续时间不超过 30 s。由于呼吸肌强直收缩可出现青紫。强直发作时不同部位的相对强度不同可使肢体的位置发生改变。强直性体轴性发作可表现为头、颈后仰，躯干极度伸展，严重时呈角弓反张状。

（5）强直-阵挛性发作是全身性发作中最常见的一种，又称大发作。多数患儿发作前无先兆，个别病例可有含混、难以表述的先兆。发作时突然意识丧失，全身骨骼肌强直性痉挛，跌倒；由于呼吸肌突然强烈收缩，胸腔压力骤升，空气迅速通过狭窄的声门，发出一声尖锐的叫声；之后面色青紫，双眼瞪圆，眼球上翻，持续数十秒后转入阵挛期。

在阵挛期，全身呈节律性抽动，口吐白沫，喉头可发出一种断续的吼鸣声，结束前四肢抽动幅度逐渐由小变大，频率由快渐慢而停止。一般持续1~3 min。此期可出现尿失禁，但并非必具表现。阵挛停止后病人进入昏睡状态，时间从十余分钟至数小时不等。醒后可诉头痛、疲乏等，对发作情形不能忆及。

（6）失张力性发作时突然发生肌张力丧失，不能维持正常姿势。可以是部分肌群受累，表现为突然头下垂、下颌松弛或双臂下垂；也可以是全身肌肉受累，瘫倒在地。可伴短暂的意识丧失，有时不等完全跌倒意识已恢复，即可重新站立。

3. 分类不明的发作包括所有按目前标准无法归类为全身性发作或部分性发作的一类发作，其中包括一些新生儿发作，如节律性眼运动、咀嚼动作、游泳式动作、颤抖和呼吸暂停等。由于资料不充足或不完全，不能分类的也归为此类。

癫痫发作的频率和持续时间对把握癫痫的病情很重要，发作频繁固然可能对孩子健康造成不良影响，但单次持续长时间的发作对孩子的影响更大，特别是持续意识不清、发绀、发作后伴有大小便失禁的情况对孩子的大脑功能可能造成不良影响。了解患者的病因，一方面可以进一步帮助明确诊断，另一方面分析病因是否存在活动性的病理改变对全面治疗癫痫很有意义，如果脑外伤继发有脑内炎症或脑积水，这时脑内炎症和脑压的控制对缓解和控制癫痫非常重要。头颅MR、脑电图检查以及血生化、免疫相关指标等可以更精确分析癫痫的原因和帮助制定治疗方案。比如，头颅

MR 可以帮助判断脑内炎症、皮质发育不良、髓鞘发育不良、脑积水等；脑电图对婴儿痉挛、失神发作、大田原综合征有诊断价值；家族史结合癫痫相关基因测序可以帮助诊断基因突变所致的癫痫综合征，这样精准地选药可提高癫痫的治疗效果。

（四）建议

癫痫的治疗目的是能控制发作，但有些病例确实难以完全控制发作，这时需在发作风险和治疗代价之间找到平衡点。因此，癫痫的治疗需要综合考量，首先要病因治疗和抗癫痫药物治疗相结合，其次是需要规则长程治疗，如果治疗有效需要坚持治疗 3 年以上，这时要充分到抗癫痫药物的副作用，治疗期间要定期复查血常规、肝功能和肾功能检查，定期做脑电图检查以帮助判断疗效。如果经治疗后效果不佳，要彻查病因，分析癫痫类型，再针对性调整抗癫痫药物。

癫痫患儿在治疗期间尽量避免辛辣刺激食物，尽量减少看电脑、电视的时间，避免刺激性活动。日常活动要注意加强对患儿的保护，避免发作时次生损伤。

罗向阳

➕ 八十二、孩子患脑瘫有什么办法医治?

（一）定义

脑性瘫痪是一组持续存在的中枢性运动和姿势发育障碍、活动受限症候群，这种症候群是由发育中的胎儿或婴幼儿脑部发生非进行性损伤所致。脑性瘫痪的运动障碍常伴有感觉、知觉、认知、交流和行为障碍，以及癫痫和继发性肌肉、骨骼问题。

（二）问诊内容

1. 什么时候发现孩子有运动障碍的问题?

2. 患儿的粗大运动（竖颈、翻身、坐、爬、站立、行走）以及手指精细动作是否落后于同龄儿童? 患儿肌张力是否增高、降低?

3. 患儿是否有手舞足蹈、异常姿势?

4. 是否合并有惊厥，语言、听力、视力、智力、行为等方面异常?

5. 是否存在各种高位因素（产前、产时和产后因素）? 家庭里是否有类似的家族史?

（三）分析

脑性瘫痪的诊断主要依靠病史及全面的神经系统体格检查。其诊断应符合以下 2 个条件：婴儿时期就出现的中枢性运动障碍症状；排除进行性疾病（如各种代谢性或变性疾病）所致的中枢性瘫痪及正常儿童一过性发育落后。确诊脑性瘫痪后还应对其进行分型和分级，脑性瘫痪新的临床分型、分级标准如下。

1. 临床分型

（1）痉挛型四肢瘫。以锥体系受损为主，包括皮质运动区损伤。牵张反射亢进是本型的特征。表现为四肢肌张力增高，上肢背伸、内收、内旋，拇指内收，躯干前屈，下肢内收、内旋、交叉、膝关节屈曲、剪刀步、尖足、足内外翻，拱背坐，腱反射亢进、踝阵挛、折刀征和锥体束征等。

（2）痉挛型双瘫。症状同痉挛型四肢瘫，主要表现为双下肢痉挛及功能障碍重于双上肢。

（3）痉挛型偏瘫。症状同痉挛型四肢瘫，表现在一侧肢体。

（4）不随意运动型。以锥体外系受损为主，主要包括舞蹈性手足徐动和肌张力障碍。该型最明显特征是非对称性姿势，头部和四肢出现不随意运动，即进行某种动作时常夹杂许多多余动作，四肢、头部不停地晃动，难以自我控制。该型肌张力可高可低，可随年龄改变。腱反射正常、锥体外系征 TLR（+）、ATNR（+）。静止时肌张力低下，随意运动时增强，对刺激敏感，表情奇特，挤眉弄眼，颈部不稳定，构音与发音障碍，流涎、摄食困难，婴儿期多表现为肌张力低下。

（5）共济失调型。以小脑受损为主，以及锥体系、锥体外系损伤。主要特点是由于运动感觉和平衡感觉障碍造成不协调运动。为获得平衡，两脚左右分离较远，步态蹒跚，方向性差。运动笨拙、不协调，可有意向性震颤及眼球震颤，平衡障碍、站立时重心在足跟部、基底宽、醉汉步态、身体僵硬。肌张力可偏低、运动速度慢、头部活动少、分离动作差。闭目难立征（+）、指鼻试验（+）、腱反射正常。

（6）混合型（mixed types）。具有2型以上的特点。

2. 临床分级

目前多采用粗大运动功能分级系统（GMFCS）进行临床分级。

（四）建议

综合、全面的小儿脑瘫康复治疗可改善脑瘫儿童的运动、言语、行为和认知、社会交往与社会适应能力。

1. 运动疗法、作业疗法、物理因子治疗及中医治疗：运动疗法可运用Bobath法、Vojta法等神经发育疗法，也可综合采用其他方法。针对脑性瘫痪所致的各种运动障碍及异常姿势进行一系列训练，目的在于改善残存的运动功能，抑制不正常的姿势反射，诱导正常的运动发育。作业疗法主要训练上肢和手的功能，提高日常生活能力并为以后的职业培养工作能力。神经肌肉电刺激对未产生主动运动（痉挛肌肉）的拮抗肌进行刺激可增强肌肉力量，高强度的电刺激对增强股四头肌肌力疗效优于低强度或者电池供电的电刺激；脑功能生物反馈疗法能有效地提高痉挛型脑瘫患儿的注意力水平。按摩、针灸、中药熏洗等可促进体液循环、松解软组织粘连，减低肌肉痉挛，扩大关节活动范围。

2. 言语治疗：经过语言训练，可改善脑瘫儿童交流态度，改善构音障碍，提高交流能力；应用语音发音技巧和家庭配合训练可改善语言功能；头针结合言语治疗等对脑瘫儿童语言功能的康复作用优于单纯康复治疗。

3. 矫形器及辅助器具的应用：常用的矫形器有足弓垫、踝足矫形器、矫形鞋、髋关节矫形器等，作用是稳定关节的活动，控制肌肉、肌腱的挛缩，矫正和预防畸形的发生，辅助抗重力伸展活动实施，以及抑制异常的运动模式。常用的辅助器具有座椅、轮椅、助行器、各种新开发的多功能键盘和辅助沟通系统装置等，可改善患儿的生活自理能力，完成短距离和长距离间的转移，提高生活质量和满意度。

4. 药物治疗：局部肌内注射 A 型肉毒毒素是一种有效、基本安全的方法；苯海索（安坦）对缓解手足徐动型的多动，改善肌张力有一定效果；地西泮可普遍缓解肌张力增高，适于短期服用；口服巴氯芬或鞘内注射巴氯芬有一定疗效。

5. 手术治疗：当发现脑瘫儿童肢体肌肉肌腱的痉挛（挛缩）制约了运动功能的进一步发展时，需要实施相应的外科治疗，以减低痉挛、矫正畸形、改善功能和改善生活质量。传统的软组织松解延长手术可矫正固定性挛缩和畸形，改善运动功能；选择性脊神经后根切断术和选择性周围神经切断术可以使部分肌张力下降，使关节活动度和肢体控制能力增强，功能明显好转。

6. 家庭护理：家庭康复护理可促进门诊脑瘫儿童康复效果，针对性的家庭护理可以明显改善脑瘫儿童的肢体运动功能，减少儿童的病残率，促进脑瘫儿童的康复。家长要充分了解对脑瘫儿童的护理情况、皮肤黏膜的完整性、良好姿势的保持以及软组织长度的维持；手术后家庭护理应注意预防并发症，防止肌肉萎缩、关节僵硬，解除支具后注意关节被动活动、牵伸跟腱、站立和平衡训练、步态和步行训练等。

7. 教育康复：提高脑瘫儿童认知能力，使被动治疗变为主动、积极参与。其中引导式教育可在改善儿童肢体位置、增强日常生活活动能力和粗大运动功能，以及提高儿童的智能发育方面有积极作用；对脑瘫儿童分阶段、有针对性地采取医疗与教育相结合的方法可改善他们的生活独立性和综合功能水平。

何展文

八十三、孩子多动、不听话是多动症吗？

（一）定义

注意缺陷多动障碍（attention deficit hyperactivity disorder，ADHD），俗称多动症，主要是指发生于儿童时期，表现为与同龄儿童相比，具有明显、持续的注意力不能集中，以活动过度、冲动、任性和学习或工作困难为主要特征的一组综合征。

（二）问诊内容

1. 多动、不听指令的行为有无场合性和时间性？有无目的性？是否可被理解？

2. 与伙伴的关系如何？有无特殊兴趣爱好或者特长？

3. 有无多动冲动的表现？有无注意力不集中的表现？几岁开始？在学校是否很突出？坐不住是否离开座位或者离开课室？老师喝止有无效果（短暂的效果还是一点效果都没有）？

4. 成绩如何？在幼儿园时期表现如何？老师如何评价？

5. 在家能否独立完成作业，还是要家人在旁督促才能完成？如果不能完成作业孩子是否在意？

6. 家庭的教养方式，如父母陪伴的时间、教育方法、父母之间的关系。

（三）分析

基本上每个孩子都有一段时间显得"分心和多动""不听话"，但多动、不听指令不一定就是多动症。儿童多动症是一种发育性疾病，在医学诊断上有比较严格的程序，一般人不应该随便给孩子贴上这样的"标签"。目前最新的 ADHD 的诊断标准如表 10。

表 10　ADHD 的诊断标准

---

1. 一种持续的注意缺陷和/或多动–冲动状态，影响功能或发育，具有以下（1）和/或（2）特征：

必须≥下列症状中的 6 条，持续时间>6 个月，症状与发育水平不相称并对社会和学业/职业活动带来直接的不良影响。

（1）注意缺陷症状

A. 经常不能注意细节或经常在学习、工作或其他活动中犯粗心的错误（如忽视或漏掉细节，工作不精确）。

B. 在完成任务或活动时，经常维持注意困难（如演讲、谈话或长篇阅读）。

C. 当和别人直接交谈时，经常似乎没有倾听（如即使环境并没有明显干扰也经常走神）。

D. 经常不能遵守指令，并且不能完成功课、家务或工作（如刚开始工作很快就分心并且容易转移目标）。

E. 组织任务和活动经常有困难（如维持任务顺序困难；乱放物品、材料；工作组织混乱；时间管理无序；不能按时完成任务）。

F. 经常回避不喜欢或者勉强从事需要维持脑力的活动（如学校活动或家务；对青年或成人来说可以是准备报告、完成表格、阅读长篇文章）。

G. 经常丢失完成任务或活动必须的物品（如学习材料、铅笔、书本、工具、钱包、钥匙、书面作业、眼镜、手机）。

H. 无关刺激经常容易引起分心（对青年和成人可以包括无关想法）。

I. 经常忘记日常活动（如家务、跑腿；对青年和成人包括回电话、付账单、赴约会）

（2）多动/冲动症状

A. 经常扭动不安、坐卧不宁。

B. 常在需要安坐的场合难以控制（如在教室、办公室、其他工作环境或需要坚守的环境经常擅离职守）。

C. 在不适宜的场所经常奔跑和攀爬（青年或成人可限于不安感）。

D. 经常不能安静地玩耍或从事休闲活动。

E. 经常不停地"活动"，似"有发动机驱动"（如在餐馆、会议场所，时间稍有延长就坐立不安，不能与大家同步）。

F. 经常说话过多。

G. 经常他人问题还未说完，就急着回答（如接话茬、插话）。

H. 经常不能等候（如排队）。

I. 经常打断或干扰别人（如粗暴插入谈话、游戏或其他活动；未经许可随便使用他人物品；对青年和成人包括干扰或插手别人正在做的事）。

续表

---

2. 症状出现在 12 岁之前。

3. 症状出现在 2 个以上的环境。

4. 症状明显地影响了社会、学业和职业功能。

5. 症状不是由精神分裂症或其他精神病性障碍引起；也不能由其他精神障碍来解释（心境障碍、焦虑障碍、分离性障碍、人格障碍、物质依赖或戒断）。

ADHD 分型：

1. 注意不集中为主型：满足注意不集中的标准，而不满足冲动/多动者。

2. 多动-冲动为主型：满足冲动/多动标准，而不满足注意不集中者。

3. 混合型：同时满足注意不集中和冲动/多动标准。

每个孩子都有不同的个性或气质，多动的孩子（甚至包括已经被确诊为多动症的孩子）其实也有一些其他儿童不具备的优点：他们极具活力或想象力，思维比较活跃；他们敏感，警觉性高，对于微小的危险信号能够更早发觉，生活在恶劣条件中具备多动特征的孩子可能比其他孩子更具有生存的优势；他们适应环境变化快，即使在枯燥的环境中也能找到乐趣；他们勇于探索，不怕危险，往往成为勇敢者……这些优点如果加以转化和利用，可能会成为将来的财富，不少成功人士就认为自己在儿童时代是典型的多动症患者。然而这些优点在一定的条件下就可能转变成缺点。而ADHD 孩子与正常好动孩子的鉴别要点在于：首先，ADHD 孩子的多动和冲动是不分场合的，比如大家非常安静地在教室里上课，他会突然地出怪声，这就属于 ADHD。好动儿童在严肃、陌生的环境中，有较强的自我控制能力。其次，ADHD 孩子的多动是无目的、杂乱的，他们往往意志力薄

弱，做事有始无终，常常一件事情没有做完又去换另一件事情。而好动儿童具有较强的意志力，他们的活动常具有一定的目的，并有计划及安排。再次，ADHD 孩子的多动和冲动往往没有原因，常常使人难以理解。而好动儿童即使特别淘气，他的好动也往往事出有因，能为人们所理解。最后，ADHD 的孩子往往伙伴关系不好，常常说"他们不和我玩"。而好动儿童的伙伴关系一般较好。

（四）建议

不管孩子是否为多动症，家长们都应该保护孩子的自尊心和自信心，让孩子在自尊自信中成长；积极发现发掘孩子的优点和优势，对于孩子的努力，不管结果如何，总是给予恰当的正面评价；经常策划、组织和参与孩子喜欢、有意义、知识性、趣味性的活动，让孩子有目的地"动"，而非经常无目的地"乱动"。

如果只是好动儿童，家长可以根据孩子多动的原因采取相应的管理方法。如果孩子是为了引起他人关注而好动、捣乱，家长可以通过故意忽略，转移孩子的注意力，负强化，具体、及时地奖励良好的替代行为等措施来处理。若孩子是因为好奇、喜欢探索而好动，家长则应该告诉孩子正确的做法，并在家中建立人人遵守的行为规范；可以引导孩子通过其他方式进行探索；还可以运用"自然后果惩罚法"，从而引起孩子的自我悔恨，自觉弥补过失。若孩子是因为宣泄不良情绪而好动、捣乱，则应给孩子提供发泄不良情绪的时间和空间，教孩子通过哭泣、倾诉等适宜的方法发泄情绪；或利用目标转移法，引导孩子将注意力转移到他感兴趣的事情上来。还有很重要的一点是，家长们应该学会倾听孩子的心声，及时疏导孩子的不良情绪，否则长期积累下来，可能会引发孩子的一些心理或行为问题。

孩子不听话，不服从命令，也可以从分析原因入手，帮助孩子克服不正当的不听指令行为。如果是因为孩子自我意识的萌发而引发的不听指令，家长应该理解和尊重孩子，在保证孩子安全的前提下为孩子的探索提供时间和空间，然后告诉孩子应该做什么、怎么做。若因为教养方式不当而引发的不听指令，家长应该冷静下来之后与孩子进行平等对话，主要倾听孩子的心声，建立良好的亲子关系。在要求孩子做事情之前，要给孩子一个心理预期，并考虑说话的语气是要求还是请求，请求应突出孩子行为的后果。例如，可以说："你这样做可以让爸爸妈妈轻松一些，我们也会因此而很高兴。"家长们切记要以身作则，自己的事情要自己做，不要推诿，不要拖拉。如果是因为家长和孩子沟通不当而引发的不听指令，家长请先放下手中的事情，再与孩子交谈。可以尝试用这样的语气："孩子，我们来谈一下好吗？"然后让孩子参与规则的制定，孩子自己制定的规则比别人制定的更具有约束力。

多动症是一种慢性疾病，一旦怀疑并对儿童造成一定的社会功能影响，建议家长及时带孩子到医院就诊，做到早期诊断，早期干预。如果孩子确诊为多动症，而各种教育措施效果不明显时，请家长不要盲目拒绝药物治疗。经国内外科学家们的回顾调查证明，在医生指导下采用药物治疗注意力不集中，对绝大多数多动症孩子而言都是安全而有效的。多动症，除了与正常好动孩子相鉴别，还要与一些疾病鉴别，如高功能的自闭症（很多阿斯伯格综合征儿童来就诊就是以多动为主诉的）、智力障碍等，如有疑问，请咨询儿科医生。

李平甘

八十四、孩子患自闭症怎么办?

(一)定义

自闭症,即孤独症谱系障碍(autism spectrum disorder,ASD),是一组以社会交往障碍、言语和非言语交流障碍、狭隘兴趣与刻板行为作为主要特征的发育障碍性疾病,以往称广泛性发育障碍。

(二)问诊内容

1. 现在孩子社会交往方面的能力如何,是否有目光对视,是否有参照动作、眼神的能力,能否与人分享游戏的乐趣?

2. 发展方面的能力如何,包括语言能力、模仿能力、大肌肉运动能力、小肌肉和手眼协调能力、认知理解能力?是否存在视、听、触知觉方面的异常?

3. 有无问题行为、自伤行为、攻击行为?有无沉迷何种感官刺激而严重影响生活与学习?

4. 生活是否能自理(吃饭、穿衣、洗漱、如厕)?

5. 是否存在智力障碍、癫痫、多动症等共患疾病?睡眠如何?

6. 是否已经开始干预,效果如何?是否在普通幼儿园、小学上学?是否在使用药物?

7. 家长对孩子的期望?家长对自己的期望?

（三）分析

孤独症谱系障碍是一组影响到孩子行为、社交和沟通能力的疾病，它可以伴随孩子终生存在，而且会严重损害到孩子与他人交流的能力。这种疾病的症状和病情严重程度差异很大。自闭症的确切病因尚未明确，但遗传因素占重要地位。对于自闭症的诊断，还不能通过任何一种实验室检查来确定，或通过一组特征性的症状确诊。医生只能通过观察孩子的行为，以及看他和养育者的交流作出判断。孤独症的治疗主要是教育训练，可辅以精神药物改善行为问题与情绪障碍。教育训练的目的在于改善核心症状，即促进社会交往能力、言语和非言语交流能力的发展，减少刻板重复行为。同时，目的还包括促进智力发展、培养生活自理和独立生活能力，减少不适应行为，减轻残疾程度，改善孩子的生活质量。自闭症孩子存在着多方面的发展障碍，因此，在治疗中应该根据孩子的个体情况，将行为矫正、教育训练、结构化教学等相应课程训练与药物治疗等手段结合起来形成综合干预治疗。

（四）建议

家庭的社会经济状况、父母的心态、环境，以及社会的支持和资源均对孩子的训练和预后产生显著影响，如果孩子已经确诊为自闭症，家长需要接受事实，克服心里不平衡状况，妥善处理孩子教育训练与父母生活工作的关系，提高家庭在干预中的参与程度。

对于自闭症，目前为止还没有已知的根治方法。一个确诊自闭症的孩子需要接受特殊的照顾，以做好相关的应对措施。患有自闭症的孩子，在生活能力以及行为和智力方面差异很大，而且没有任何 2 个患有自闭症的孩子的治疗需求是相同的。但可以确定地说，所有自闭症的孩子通过科学、系统的干预，几乎都能够得到不同程度的改善。早期治疗可以提高孤独症谱系障碍孩子的生活能力，从而让他在接下来的人生道路上走得更好。家长应该到专业的医院评估孩子的严重程度、生活自理能力水平、是否存在问题行为及情绪问题，继而开展以改善核心症状为目标的训练课程。

一些自闭症的孩子在特殊学校里表现得更好，尤其是他受到一对一的关注或接受小班教育的时候。选择学校时，家长可以选择一些学生/教师比例较低的。总的来说，建议孩子接受每周不低于 20 h，每年坚持 12 个月的加强教育。

至今，没有哪一种特殊教育的治疗效果明显优于其他治疗。目前主流、被专家们认为效果比较好的教育训练方法包括应用行为分析（ABA）、结构化教学法（TEACCH）、人际关系发展干预（RDI）、游戏与文化介入（PCI）、丹佛早期模式（ESDM）以及地板时间疗法（FT）等。由于自闭症的核心障碍是社会交往障碍，所以一切训练方法都应该紧紧围绕着社交来开展。最有效的方法是强化训练和针对具体行为问题的训练，并且帮助孩子开发沟通和社交能力。如果存在问题行为及情绪障碍，可以咨询专科医生，选择药物辅助治疗。

自闭症的预后取决于孩子病情的严重程度、智力水平、教育和治疗干预的时机和干预程度。孩子的智力水平越高、干预年龄越小、训练强度越高，效果越好。目前国内外已有不少孩子通过教育和训练基本恢复正常。如果你有一个孩子确诊为自闭症，那么家里其他孩子患上相同疾病的风险也会增加（3%~7%）。所以在国家开放三胎政策的今天，如果你有二胎或三胎计划，请咨询专科医生并讨论一下这种风险增加的可能性。

李平甘

八十五、孩子患肠道寄生虫病怎么办?

（一）定义

寄生虫病主要是指寄生在孩子体内的以蛔虫、钩虫、鞭虫、蛲虫等为代表的土源性肠道线虫病。寄生虫病主要是由于孩子生吃或半生吃了一些被污染的食物等，或者喝了经过幼虫污染的生水，经过口到达消化道进入身体。

（二）问诊内容

1. 孩子有无寄生虫病的一些症状，如消瘦、挑食？有无经常肚子痛？腹痛的性质、部位如何？脸上是否有圆形白斑点、白眼球上是否有紫蓝色小斑点？晚上是否有挠屁股现象？

2. 孩子有无生吃一些食物的习惯？

3. 孩子近期食欲情况如何？有无异食癖？有无呕吐过虫体？有无排过黑色大便？大便中有无排出过虫体？

4. 如果有上述情况，大概有多长时间了？

（三）分析

1. 孩子为何会感染寄生虫病?

在我国寄生虫患者中，儿童占绝大多数。严重危害儿童健康的肠道寄生虫主要有蛔虫、绦虫、钩虫和蛲虫等。它们均寄生于人体的肠道中，不仅与人体竞争食物中的养料，还可能引起肠梗阻、肠穿孔、肠套叠等。蛔虫还可以侵入胆道，引起胆道蛔虫病，可导致儿童严重缺锌，使患儿智力发育迟缓。所以寄生虫的防治刻不容缓。

肠道寄生虫由于影响儿童消化道的正常发育而损伤其正常功能，长期或经常发病会因营养不良而影响儿童身体各系统的生长发育。

蛔虫病和蛲虫病主要是患儿吃了带有其虫卵的食物而引起。绦虫有猪肉绦虫病和牛肉绦虫病 2 种。前者是由于吃了未烧熟的"米猪肉"而被感染；后者是由于吃了生的或半生的含囊尾蚴的牛肉而被感染。

钩虫病是因为人体的皮肤直接接触钩虫的幼虫而被感染，通常是由于儿童赤脚行走于被粪便污染的土地上而被感染。

2. 感染寄生虫后有什么表现？

孩子被寄生虫感染后，有的可能没有症状，有的可能出现严重症状，这些症状根据所感染肠道寄生虫的不同而各不相同。

（1）蛔虫：人们最熟悉，且目前在世界范围内儿童感染率最高的寄生虫病就是蛔虫病，轻者可以没有症状，但当有大量蛔虫寄生时，症状就会出现。蛔虫卵进入人体后，先在小肠孵化成幼虫，幼虫通过血液游走到肺部，此时可引起咳嗽，甚至哮喘。幼虫成熟后通过支气管到咽喉，被再次吞入，进入肠道寄居。当肠道寄居大量蛔虫时就会发生消化不良、厌食、阵发性脐周腹痛、呕吐等，甚至因蛔虫钻入胆管（胆道蛔虫）、胰管、阑尾（蛔虫性阑尾炎）等部位，引起肠梗阻、炎症、穿孔等严重并发症。

（2）蛲虫：蛲虫是另一种儿童感染较多的寄生虫病。蛲虫本身对孩子健康的影响不是很大，大多数孩子感染蛲虫后都没有症状。但由于蛲虫雌虫在夜间移行至肛门周围产卵，会引起肛门和会阴部奇痒，影响孩子的夜间睡眠。偶尔还有蛲虫侵入邻近器官，如进入女孩的阴道并上行，引起阴道炎、输卵管炎等。

（3）钩虫：钩虫主要通过吸附在人体肠黏膜上吸收血液而生存，它在吸血过程中还分泌抗凝物质，致使黏膜持续出血。由于钩虫经常变更吸附位置，使被感染者肠道黏膜多处受损出血，造成宿主慢性失血而导致贫血。

3. 如何发现孩子感染寄生虫病？

通常感染了寄生虫病的孩子消瘦、挑食、经常肚子痛（痛得不严重，以脐周为主），脸上有圆形白斑点，有的白眼球上有紫蓝色小斑点，因肛门瘙痒经常挠屁股。家长可以根据孩子的年龄、性别特点，观察有无感染寄生虫症状。

（四）建议

1. 孩子生寄生虫怎么办？

（1）注意孩子的个人和饮食卫生，每日按要求洗手，保持手部清洁卫生，可以有效减少或避免肠道线虫感染。

（2）对于明确有蛔虫感染的孩子还需要予以驱虫治疗，以预防并发症。体内蛔虫较多者，可以每半年驱虫一次。蛔虫等寄生虫有"遇温则安"之习性，且孩子在秋天接受驱虫治疗时对因药物引起的不良反应较易耐受和适应，容易恢复健康。

（3）驱虫药物的选择要根据不同的寄生虫类型，有针对性地选择，也可以选择广谱驱虫药，但具体剂量，要向医生咨询，一般多根据千克体重计算。驱虫后2~4周要复查大便，如果仍能找虫卵，可重复驱虫治疗。

（4）对于2岁以下的婴幼儿最好避免药物驱虫治疗，因为它们的肝肾代谢功能均不完善，药物可能会对孩子的肝肾产生毒副作用。

2. 预防比驱虫更重要

从肠道寄生虫的特点来看，虫卵大都附着于污染的手或蔬菜、瓜果表面，而寄生虫的感染途径是口，最有效的措施就是搞好个人和环境卫生。经常洗手，特别是饭前便后洗手；生吃的瓜果蔬菜一定要清洗干净，最好经过消毒或削去外皮；肉类等食品一定要煮熟、煮透；孩子在接触动物后一定要洗净双手；如果家里饲养了宠物，别忘了带宠物去检查是否感染寄生虫，及时进行驱虫治疗。

高俊山

⊕ 八十六、孩子被诊断为支原体感染怎么办？

（一）定义

支原体是细胞外生存的最小微生物，是一类缺乏细胞壁的原核细胞型微生物，大小在 0.3～0.5 μm 之间，呈高度多形性，有球形、杆形、丝状、分枝状等多种形态。它不同于细菌，也不同于病毒，种类繁多、分布广泛，感染的宿主谱相当广泛，涉及人、动物、植物及昆虫等多个领域。从人体分离的16种支原体中，5种对人有致病性，即肺炎支原体、解脲支原体、人型支原体、生殖支原体及发酵支原体。在儿童支原体感染中以肺炎支原体感染最为常见，临床表现上多以呼吸道症状为主，其中咳嗽表现最为多见。

（二）问诊内容

1. 起病缓急；咳嗽表现的性质、频率、加重及缓解因素。

2. 有无咳痰及痰的性质如何？

3. 有无伴有发热、厌食、畏寒、头痛、咽痛、胸骨下疼痛等肺炎支原体感染常见症状？

（三）分析

肺炎支原体感染人体后，经过2～3周的潜伏期，继而出现临床表现，约1/3病例也可无症状。它起病缓慢，发病初期有咽痛、头痛、发热、乏力、肌肉酸痛、食欲减退、恶心、呕吐及短暂的斑丘疹或荨麻疹等。发热一般为中等度发热，也可出现高热或无发热。2～3天后出现明显的呼吸道症状，突出表现为阵发性刺激性咳嗽，以夜间为重，咳少量黏痰或黏液脓性痰，一般呼吸困难少见，但婴儿患者可有喘鸣及呼吸困难。发热可持续2～3周，体温正常后仍可遗有咳嗽。

肺炎支原体感染的儿童，胸部体检一般无明显异常体征。约半数可闻干性或湿性啰音；鼻部轻度鼻塞、流涕，咽中度充血。耳鼓膜常有充血，约15%有鼓膜炎；颈淋巴结可肿大；10%～15%病例发生少量胸腔积液。除呼吸系统的表现外，支原体肺炎可伴发多系统、多器官损害。皮肤损害可表现为斑丘疹、结节性红斑、水疱疹等。偶见非特异性肌痛及游走性关节痛。胃肠道系统可见呕吐、腹泻和肝功损害。血液系统损害较常见溶血性贫血。中枢神经系统损害可见多发性神经根炎、脑膜脑炎及小脑损伤等。心血管系统病变偶有心肌炎及心包炎。

胸部 X 线检查变化很大，病变可很轻微，也可很广泛。有时仅为肺门阴影增重或云雾状肺浸润，少数为大叶性实变影，可见肺不张。有时双侧均见弥漫网状、结节样浸润阴影或间质性肺炎表现。体征轻微而胸片阴影显著，是本病特征之一。血常规检查白细胞高低不一，大多正常，有时偏高。血沉显示中等度增快。

肺炎支原体感染的临床表现和胸部 X 线检查并不具特征性，单凭临床表现和胸部 X 线检查无法做出诊断。若要明确诊断，需要进行病原体的检测。用患者的痰液或咽拭子洗液进行支原体培养阳性可以确诊。由于支原体培养的条件要求较高，且需 2～3 周的时间，故国内很少有单位开展这项检测工作。目前，支原体肺炎的诊断主要依靠血清学检测。血清特异性抗体测定有诊断价值，临床常采用补体结合试验、间接血凝试验、间接免疫荧光法及酶联免疫吸附试验等。此外，又可用酶联吸附试验检测抗原。近年国内外应用分子生物学的方法，如 DNA 探针及 PCR 检测肺炎支原体 DNA，诊断有快速、特异性高的优点，但未能广泛应用于临床。

（四）建议

肺炎支原体感染主要是应用抗菌药物治疗，疗程多为 2 周左右。肺炎支原体无细胞壁，故常用的青霉素、头孢菌素类抗菌药物无效，而有效的药物主要有大环内酯类抗菌药物（如红霉素、阿奇霉素）及氟喹诺酮类药物（如左氧氟沙星、莫西沙星）。大环内酯类抗菌药物中，阿奇霉素治疗效果优于红霉素，而且对血管刺激小，消化道反应如腹泻、腹痛、稀便、恶心、呕吐少，被认为是肺炎支原体肺炎的首选药。

支原体感染可以造成小流行，故应注意呼吸道隔离，保持室内空气新鲜。由于咳嗽是支原体肺炎最突出的临床表现，频繁而剧烈的咳嗽可能影响患者的睡眠和休息，可适当给予小剂量镇咳剂，如可待因。祛痰治疗能促使痰液变稀薄，易于排出，减少合并细菌感染机会。病情严重有缺氧表现者应及时给氧。除对喘憋严重者，可选用支气管扩张剂如氨茶碱口服。对急性期病情发展迅速、严重的支原体肺炎或肺部病变迁延而出现肺不张、肺间质纤维化、支气管扩张或有肺外并发症者，可适当应用肾上腺皮质激素。饮食以易消化、营养丰富的食物为宜，并注意补充足够的液体。

李　静

八十七、孩子有 EB 病毒感染怎么办?

（一）定义

EB 病毒是一种嗜淋巴细胞的 DNA 病毒，属人类疱疹病毒，大量存在于唾液腺及唾液中。传播途径以口口传播为主，比如家长亲吻儿童、口对口喂食，都会发生感染。一年四季均可发病，以晚秋至初冬为多。感染多发生于幼儿，常无明显症状。成人 90% 可测出抗体。EB 病毒感染与传染性单核细胞增多症、鼻咽癌及非洲儿童淋巴瘤的发生密切相关。

（二）问诊内容

1. 发热有多长时间了?

2. 如何波动? 有无肝脾、淋巴结肿大? 有无皮疹等?

3. 做了哪些检查，血常规、肝脾 B 超、骨穿、抗 EB 病毒抗体滴度有哪些阳性的结果？

4. 用了哪些治疗方案？疗效如何？

（三）分析

幼儿时期感染 EB 病毒一般为亚临床感染，患儿产生抗体，并终身携带病毒，幼儿感染后多数无明显症状或出现传染性单核细胞增多症，该病具有自限性，如果没有并发症，一般不用服药，预后大多良好，病程 1～2 周。而在个别情况下，当机体的免疫功能和病毒感染之间的平衡被破坏，可出现慢性或复发性传染性单核细胞增多症样症状，伴随着抗 EB 病毒特异性抗体滴度异常增高，称为慢性活动性 EB 病毒感染。免疫功能障碍是患儿由 EB 病毒感染急性期转为慢性期的重要原因。

急性感染临床表现复杂多样。一般有发热、皮疹（多见于躯干部）等。咽痛、软腭及咽弓处可有出血点，齿龈也可肿胀或有溃疡。全身淋巴结、肝脾肿大，以枕后、颈部淋巴结肿大最为常见。肝脾肿大可伴轻压痛。有时还可出现抽搐等神经系统症状。慢性感染时，发热，肝脾、淋巴结肿大等活动性症状反复出现或持续数月以上。其他常见的还包括定期或持续疲劳，贫血、肌肉酸痛、牛痘样水疱及蚊虫过敏等。合并症可累及各个系统，如间质性肺炎、心肌炎、血小板减少性紫癜、溶血性贫血等。

（四）建议

EB 病毒感染一般会出现发热，颈部淋巴结及肝脾肿大，必要时需做骨髓检查以排除白血病或进行淋巴结活检以排除淋巴瘤。EB 病毒感染目前尚无特效治疗，可以使用更昔洛韦等抑制病毒复制，干扰素调节免疫以清除 EB 病毒及 EB 病毒感染细胞。继发细菌感染时酌情使用抗菌药物治疗。重型患者发生溶血性贫血、神经系统并发症等时，建议在医院遵医嘱用药。另外，家长需做好护理工作，安抚幼儿多休息；给予流质易消化食物补充营养。预防需做到严禁口对口喂饲婴儿，禁止随地吐痰。

李　宇

🩺 八十八、母亲有乙肝病毒携带，孩子如何预防感染？

（一）定义

乙型肝炎病毒（HBV）可通过输血或血液制品、密切生活接触和医源性传播。在我国，母婴传播是形成慢性 HBV 感染的重要原因之一，其中，30%～50%慢性乙型肝炎病毒感染是通过母婴传播形成的。HBsAg 携带者是指血清 HBsAg 阳性，HBeAg 阴性，HBV DNA 低于检测值下限，1年内连续随访 3 次以上，每次至少间隔 3 个月，ALT 均在正常范围。HBV携带母亲的婴儿是乙肝高危易感者，阻断 HBV 母婴传播对控制 HBV 及相关疾病流行具有重要意义。

（二）问诊内容

1. 母亲诊断乙肝病毒携带的时间。

2. 乙肝病毒拷贝数的多少。

3. 肝功能的情况。

4. 药物使用情况，孕期胎儿情况。

（三）分析

乙肝病毒母婴间传播的主要途径：

1. 宫内感染：通过胎盘感染胎儿。新生儿脐血 HBsAg（＋），即可诊断为宫内感染。

2. 产时感染：生产时接触母血和羊水。

3. 产后感染：密切接触、乳汁传播。

（四）建议

对 HBsAg 阳性的孕妇，应避免羊膜腔穿刺，以保证胎盘的完整性，尽量减少新生儿暴露于母血的机会。单用乙型肝炎疫苗阻断母婴传播的阻断率为 87.8%。对 HBsAg 阳性母亲所生新生儿，应在出生后 24 h 内尽早（最好在出生后 12 h）注射 HBIG，剂量应 ≥100 IU，同时在不同部位接种 10 μg 重组酵母乙型肝炎疫苗，在 1 个月和 6 个月时分别接种第 2 和第 3 针乙型肝炎疫苗，可显著提高母婴传播的阻断成功率。新生儿在出生 12 h 内注射 HBIG 和乙型肝炎疫苗后，可接受 HBsAg 阳性母亲的哺乳。HBV DNA 水平是影响 HBV 母婴传播的最关键因素。HBV DNA 水平较高（＞10^6 IU/mL）母亲的新生儿更易发生母婴传播。近年有研究结果显示，对这部分母亲在妊娠中后期应用口服抗病毒药物，可使孕妇产前血清中 HBV DNA 水平降低，进一步提高母婴阻断成功率。

张丽娜

八十九、孩子被诊断为新生儿黄疸怎么办？

（一）定义

黄疸系由于体内胆红素代谢异常，引起血中胆红素水平升高，而出现以皮肤、黏膜及巩膜黄染为特征的病症。新生儿血中胆红素超过 5～7 mg/dL，成人超过 2 mg/dL 即可出现肉眼可见的黄疸。

（二）问诊内容

1. 孩子黄疸出现的时间（出生后多少小时）？

2. 黄疸累及范围（面部、巩膜、躯干、四肢、手足掌）。

3. 黄疸情况如何变化（进行性加重，逐渐消退，退而复现）？

4. 有无发热或体温降低等伴随症状？

5. 有无肝脾肿大？

6. 喂养情况如何？

7. 有无尿色加深或粪色变浅？

8. 是否早产？出生身长、体重如何？出生时有无窒息、产伤或感染？

9. 有无蚕豆病（红细胞 G6PD 缺乏症）或地中海贫血等相关家族史？

10. 母亲及孩子血型？母亲怀孕期间有无先兆流产、保胎、感染或药物使用史？家中有无饲养宠物？

（三）分析

黄疸是婴儿，尤其是新生儿最常见的临床疾病。根据黄疸出现的时间、程度及持续时间可以将黄疸分为生理性黄疸和病理性黄疸（表11）。新生儿黄疸中一般以生理性黄疸多见，其见于50%～60%的足月儿和80%的早产儿，其一般特点：①一般情况良好；②足月儿生后2～3天出现黄疸，4～5天达高峰，5～7天消退，但最迟不超过2周；③早产儿黄疸多于生后3～5天出现，5～7天达高峰，7～9天消退，最长可延迟到3～4周。

尽管病理性黄疸发病率低，但其起病迅速，病因复杂，且多留下不同程度的各器官、系统后遗症，重症甚至死亡。其主要特点为：①生后24 h内出现黄疸；②血清胆红素足月儿>221 μmol/L（12.9 mg/dL）、早产儿>257 μmol/L（15 mg/dL），或每日上升>85 μmol/L（5 mg/dL）；③黄疸持续时间足月儿>2周，早产儿>4周；④黄疸退而复现；⑤血清结合胆红素>34 μmol/L（2 mg/dL）。

表 11　生理性黄疸与病理性黄疸鉴别

	生理性黄疸	病理性黄疸
一般情况	良好	较差
出现时间	足月儿：生后2～3天 早产儿：生后3～5天	出生后24小时内
持续时间	足月儿：5～7天消退，一般不超过2周 早产儿：7～9天消退，最长可至3～4周	足月儿：超过2周 早产儿：超过4周
血清胆红素	每日升高<5 mg/dL	足月儿>12.9 mg/dL 早产儿>15 mg/dL 或每日上升大于5 mg/dL

续表

	生理性黄疸	病理性黄疸
病情变化	逐渐减轻	进行性加重或退而复现
常见病因	无明显病因 发病率：足月儿 50%～60% 早产儿 80%	感染：宫内或出生时感染 溶血：血型不合或红细胞形态异常、酶缺乏等 遗传代谢性疾病 先天性疾病：肠道闭锁、巨结肠、胆道闭锁、胆总管囊肿等

（四）建议

由于新生儿黄疸常见、产生原因较多并且发病机制复杂，对于临床医生，除要详细询问病史、全面体格检查和必要的组织和影像学检查外，按照一定步骤选择适当的实验室检查对黄疸的诊断和鉴别诊断甚为重要（图3）。而对于家长，在胎儿出生前应当明确自身身体情况（如父母亲血型、有无蚕豆病、地中海贫血等基本情况），并及时告知医生，帮助评估新生儿出现病理性黄疸的风险；在新生儿出现黄疸时应细心观察并详细记录黄疸出现时间、发展情况、有无明显诱因、伴随症状等，并及时就医；且在未明确黄疸病因前不要擅自使用退黄药物，避免加重病情或掩盖病情变化。

图 3 新生儿黄疸诊断步骤

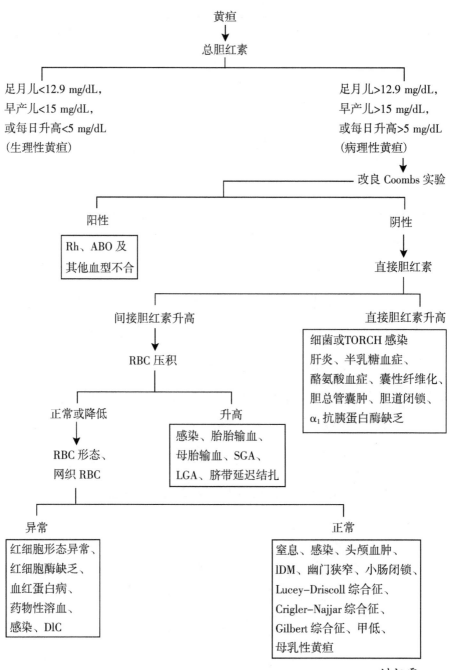

黄疸

总胆红素

足月儿<12.9 mg/dL，
早产儿<15 mg/dL，
或每日升高<5 mg/dL
（生理性黄疸）

足月儿>12.9 mg/dL，
早产儿>15 mg/dL，
或每日升高>5 mg/dL
（病理性黄疸）

改良 Coombs 实验

阳性

Rh、ABO 及
其他血型不合

阴性

直接胆红素

间接胆红素升高

直接胆红素升高

细菌或TORCH 感染
肝炎、半乳糖血症、
酪氨酸血症、囊性纤维化、
胆总管囊肿、胆道闭锁、
α₁ 抗胰蛋白酶缺乏

RBC 压积

正常或降低

升高

感染、胎胎输血、
母胎输血、SGA、
LGA、脐带延迟结扎

RBC 形态、
网织 RBC

异常

红细胞形态异常、
红细胞酶缺乏、
血红蛋白病、
药物性溶血、
感染、DIC

正常

窒息、感染、头颅血肿、
IDM、幽门狭窄、小肠闭锁、
Lucey-Driscoll 综合征、
Crigler-Najjar 综合征、
Gilbert 综合征、甲低、
母乳性黄疸

刘祖霖

⚕ 九十、孩子被诊断为过敏性紫癜怎么办？

（一）定义

过敏性紫癜（Henoch-Schönlein purpura，HSP）是儿童最常发生的血管炎，是主要以小血管为病理改变的全身综合征，医学上又称为亨-舒综合征。多发生于 2~8 岁儿童，男孩多于女孩。临床表现为非血小板减少性可触性皮肤紫癜、隆起皮面的紫癜，在臀部和双下肢尤为多见。伴或不伴腹痛、胃肠出血、关节痛、肾脏损害等症状。多数呈良性自限性过程，但也可出现严重的胃肠道、肾脏及其他器官损伤。

（二）问诊内容

1. 紫癜出现的时间、部位如何？

2. 起病前有无外伤、感染、预防接种史、特殊食物（海鲜、芒果等）史？

3. 有无腹痛、便血？

4. 有无关节肿痛？

5. 有无尿量、尿的颜色改变？

6. 有无浮肿、头痛、呕吐、惊厥、发热、口腔溃疡等？

（三）分析

过敏性紫癜并非简单的"过敏"性疾病，其病因与发病机制至今未完全阐明。虽然食物过敏（蛋类、乳类、豆类等）、药物（阿司匹林、抗生素等）、微生物（细菌、病毒、寄生虫等）、疫苗接种、麻醉、恶性病变等与过敏性紫癜发病有关，但都无确切证据证明。近年关于链球菌感染引起过敏性紫癜的报道较多。约有一半过敏性紫癜患儿有呼吸道感染链球菌的病史，但后来的一些研究发现链球菌性呼吸道感染史的患儿在过敏性紫癜患儿和健康儿童间并无差别。另有约 30% 的过敏性紫癜肾炎患儿肾小球系膜有 A 组溶血性链球菌抗原（肾炎相关性血浆素受体，NAP1r）沉积；而非过敏性紫癜肾炎的 NAP1r 沉积率仅为 3%。这些研究结果提示 A 组溶血性链球菌感染是引起过敏性紫癜的一个很重要原因。另外，B 淋巴细胞活化是过敏性紫癜的特征，患儿 T 淋巴细胞和单核细胞过度表达某种表面分子，促进 B 淋巴细胞分泌大量抗体。因此，有 1/3~1/2 患儿淋巴细胞数、血清抗原抗体免疫复合物增高。IgA 免疫复合物和纤维蛋白等沉积于肾小球系膜、皮肤和肠道毛细血管，提示本病为 IgA 免疫复合物疾病。过敏性紫癜在同一家族中的成员可同时发病，兄弟姐妹中可同时或先后发病，有一定遗传倾向。综上所述，过敏性紫癜的发病机理可能为：各种刺激因子，包括感染原和过敏原作用于具有遗传背景的个体，激发 B 细胞克隆扩增，导致 IgA 介导的系统性血管炎。过敏性紫癜的病理变化为广泛的白细胞碎裂性小血管炎，以毛细血管炎为主，亦可波及小静脉和小动脉。血管壁可见胶原纤维肿胀和坏死，中性粒细胞浸润，周围散在核碎片。间质水肿，有浆液性渗出，同时可见渗出的红细胞。内皮细胞肿胀，可有血栓形成。病变累及皮肤、肾脏、关节及胃肠道，少数涉及心、肺等脏器。在皮肤和肾脏荧光显微镜下可见 IgA 为主的免疫复合物沉积。过敏性紫癜肾炎的病理改变：轻微者可为轻度系膜增生、微小病变、局灶性肾炎，严重者为弥漫增殖性肾炎伴新月体形成。

（四）建议

过敏性紫癜多发生于儿童及青少年，其发病不一定以皮肤紫癜为首发病症，依据分类的不一样，还会出现胃肠道病症、关节病症等为首发。过敏性紫癜易受环境损害，如天气变冷、操劳、生气、感冒、饮酒、吃导致过敏的食物都会诱发病况加重乃至多次察觉。过敏性紫癜的危害主要来自2个症状：一是早期的腹痛症状，事实上是肠系膜或肠壁中小血管出现像皮肤皮下一般的出血、糜烂，引起消化道出血，使大便因出血部位、出血量的不同而出现柏油样、果酱样、血水样，这是过敏性紫癜病人最危险的症状。出现这些症状需要紧急送医院就诊。二是肾脏受损的症状，即肾小球内的血管坏死出血，表现为尿液检查时出现血尿、蛋白尿，这是最麻烦的症状。一旦出现肾脏受损，至少随访治疗一年以上。

过敏性紫癜以对症支持治疗为主，包括缓解关节痛、腹痛及胃肠道出血，以及监测腹部和肾脏并发症。皮疹通常是自限性的，大多数患者几周内可以康复，症状不严重时无需治疗。非甾体类抗炎药（NSAIDs）有助于缓解关节疼痛而并不加重皮肤紫癜。但是，肾功能不全的患者 NSAIDs 需要慎用。糖皮质激素可缩短腹痛和关节疼痛的持续时间，但要注意糖皮质激素的副作用，泼尼松的剂量为 1 mg/(kg·d)，服用 2 周，然后在 2 周内减停；胃肠受累严重并消化道出血时，主张静脉用甲泼尼龙。并发过敏性紫癜性肾炎或肺泡出血时，需要联合以下药物或处理方法：硫唑嘌呤、环磷酰胺、环孢素、双嘧达莫、血浆置换、高剂量静脉注射免疫球蛋白（IVIG）。重症过敏性紫癜性肾炎的治疗方案包括：甲泼尼龙冲击治疗 30 mg/(kg·d) 共 3 天，然后口服泼尼松在 1.5～2 mg/(kg·d) 共 2 个月，环磷酰胺冲击，以及双嘧达莫 5 mg/(kg·d) 共 6～12 个月。

王海燕　檀卫平

➕ 九十一、孩子被诊断为系统性红斑狼疮怎么办？

（一）定义

系统性红斑狼疮（systemic lupus erythematosus，SLE）是一种侵犯多系统和多脏器的自身免疫性疾病。血清中出现以抗核抗体为代表的多种自身抗体和多系统受累是 SLE 的 2 个主要特征。患儿体内出现多种自身抗体和其他免疫学改变。临床表现多样，除发热、皮疹等共同表现外，因受累脏器不同而表现不同。几乎各种自身免疫性疾病的临床表现均有可能发生在 SLE 患者身上。该病常常先后或同时累及泌尿、神经、循环、呼吸等多个系统，有潜在的致命性。15%～20% 的 SLE 患者会在儿童期发病，相对成人而言，儿童患者临床表现更重，脏器损害出现更快，如不及时治疗，儿童 SLE 患者预后远比成人严重。

（二）问诊内容

1. 有无不明原因的反复发热，发热多长时间了？是否抗生素治疗效果不佳？

2. 有无淋巴结肿大，持续多久了？有无不明原因的疲乏、贫血？

3. 有无反复出现的口腔溃疡？有无反复出现的皮疹，皮肤出现出血点或紫斑？

4. 有无反复关节肿痛，不愿活动？有无胸痛、气促？

（三）分析

系统性红斑狼疮可以以多脏器的损害作为首发症状。孩子受累及的器官不一样，表现也不同。即使是同一器官受累，受损程度不同，红斑狼疮的症状也会不同。有的孩子是内脏受累，有的表现为贫血，有的是血小板减少，还有一些孩子表现为抽搐，有的孩子心脏会受到影响。如果孩子风湿免疫病一开始就累及脏器的话，诊断更为困难。比如说孩子一开始是因为抽搐来就诊，一般都会想到是脑炎，但是经过反复检查之后都不支持诊断，结果最终确诊为狼疮性脑病，是系统性红斑狼疮累及了神经系统的表现。如果由于狼疮所引起的胸腔积液，这时候出现的症状是胸痛，或者胸膜炎、胸腔痛；还有的孩子出现尿的异常，检查之后发现有尿道感染情况，就会考虑是否是尿道炎、肾炎等，但很少考虑是狼疮性肾病。出现这些情况，如果诊断不明的话，往往延误病情，耽误最佳治疗时机。SLE 分类标准如表 12。

表 12　美国风湿病学会推荐的 SLE 分类标准 （1997 年）

	项 目	表 现
1	颊部红斑	固定红斑，扁平或隆起，在两颧突出部位
2	盘状红斑	片状隆起于皮肤的红斑，黏附有角质脱屑和毛囊栓；陈旧病变可发生萎缩性瘢痕
3	光敏感	对日光有明显的反应，引起皮疹，从病史中得知或医师观察到
4	口腔溃疡	经医师观察到的口腔或鼻咽部溃疡，一般为无痛性
5	关节炎	非侵蚀性关节炎，累及 2 个或更多的外周关节，有压痛、肿胀或积液
6	浆膜炎	胸膜炎或心包炎
7	肾脏病变	尿蛋白 > 0.5 g/24 h 或+++，或管型 （红细胞、血红蛋白、颗粒或混合管型）
8	神经病变	癫痫发作或精神病变，除外药物或已知的代谢紊乱
9	血液学疾病	溶血性贫血，或白细胞减少，或淋巴细胞减少，或血小板减少
10	免疫学异常	抗 d–DNA 抗体阳性，或抗 Sm 抗体阳性，或抗磷脂抗体阳性 （后者包括抗心磷脂抗体、狼疮抗凝物阳性，或至少 6 个月的梅毒血清试验假阳性三者中具备一项）
11	抗核抗体	在任何时候和未用药物诱发 "药物性狼疮" 的情况下，抗核抗体滴度异常

（四）建议

儿童 SLE 的临床表现多种多样，早期不易被察觉，容易造成误诊漏诊，若孩子出现以下症状，家长需加以重视：

1. 不明原因的反复发热，淋巴结肿大，抗生素治疗效果不佳。

2. 不明原因的疲乏、贫血。

3. 不明原因的反复出现的口腔溃疡。

4. 反复关节肿痛，不愿活动。

5. 反复出现的皮疹，皮肤出现出血点或紫斑。

6. 不明原因脱发。

7. 生长发育迟缓。

王海燕　檀卫平

九十二、孩子被诊断为幼年型特发性关节炎怎么办？

（一）定义

幼年型特发性关节炎（juvenile idiopathic arthritis，JIA）是儿童时期最常见的风湿性疾病，以慢性滑膜炎为主要特征，伴全身多脏器功能损害伴炎症标志物升高，是小儿时期残疾及失明的重要原因。该病命名繁多，以往称幼年型类风湿性关节炎（juvenile rheumatoid arthritis，JRA），幼年慢性关节炎等。2001年国际风湿病学会联盟（ILAR）儿科常委专家会议将"儿童时期（16岁以下）不明原因关节肿胀、疼痛持续6周以上者"统一命名为幼年型特发性关节炎。

（二）问诊内容

1. 发热或关节痛持续多长时间了？ 发热时有无伴随皮疹？

2. 有关节压痛和关节肿胀吗？位于哪个部位？ 一个或多个关节的疼痛和/或肿胀？ 有无活动障碍？

3. 第一次注意到疼痛的时候有无诱因（外伤或感染）？

4. 关节疼痛有无时间规律？

5. 有无晨僵、疲劳、虚弱、体重减轻、低热？

（三）分析

幼年型特发性关节炎是儿童时期最常见的风湿性疾病，是一种全身性自身免疫性疾病，与成人主要表现为对称性多关节炎（通常影响小关节，有时累及较大的关节如腕、踝、肩、膝）不同，儿童全身炎症症状常较突出，表现为不同程度的发热，炎症标志物升高，多器官系统损害。而且儿童患者类风湿因子（RF）等多为阴性，类风湿因子阳性的比例仅为10%～20%，成人特发性关节炎中特异性抗环瓜氨酸肽（CCP）抗体在儿童患者中阳性率同样很低。

儿童风湿病的病种和临床表现均有不同于成人的特点，其诊断主要依靠临床症状和部分实验室检查，但其临床症状往往缺乏特异性，导致不能正确认识该疾病和诊断困难。我国作为人口大国，儿童风湿病有一定的发病率，因此，正确的诊断和治疗十分重要。JIA 诊断标准如下：

1. 全身型关节炎。任何数目的关节受累和 2 周以上的发热及下列中的 2 条：普遍的淋巴结大、肝或脾大、浆膜炎、典型的皮疹。

2. 少关节炎型。起病 6 个月内累及的关节数目少于 4 个。如果 6 个月后受累关节数目多于 4 个则称为扩展型少关节炎型；如果病程中受累关节的数目始终少于 4 个称为持续型少关节炎型。

3. 多关节炎型。起病的 6 个月内累及的关节数目多于 4 个。病程中 RF 始终是阴性，病程中间隔 3 个月以上 2 次查 RF 阳性。

4. 幼年银屑病关节炎（JPsA）。患关节炎和银屑病，或关节炎合并下列中的 2 条：指（趾）甲异常、指（趾）炎、一级亲属中有银屑病史。

5. 附着点炎型关节炎。患关节炎和附着点炎，关节炎或附着点炎合并下列中的 2 条：骶髂关节疼痛和（或）脊柱疼痛，$HLA-B_{27}$ 阳性，一、二级亲属中有 $HLA-B_{27}$ 相关疾病，急性前葡萄膜炎，8 岁以后的男童发生关节炎。

6. 其他。

JIA 的诊断建立在排他诊断的基础上，在明确诊断前必须详细排除感染性疾病、恶性肿瘤、先天性炎症性疾病。

（四）建议

一旦明确诊断，应该立即给予规范、长程的治疗。风湿免疫病虽然有治疗方法，但是不是立即好、马上好，而是需要一个诊治、调整、观察、巩固的过程，需要医生和患者双方都付出艰苦的努力。近年来，各种新一代的抗风湿药物相继面世，与老一代的药物相比，它们的作用部位更加精确，效果更佳，副作用更少，为 JIA 的治疗提供了很好的手段，特别是各种生物制剂的临床应用，使很多原来认为是"不治之症"的风湿免疫病有了临床治愈的可能。而规范用药是直接影响 JIA 预后的关键。

王海燕　檀卫平

九十三、孩子被诊断为地中海贫血怎么办?

（一）定义

地中海贫血（简称地贫）属基因遗传病，因该病早年仅见于地中海地区而得名。然而现在已发现它广泛分布于世界许多地区，尤以海洋沿岸国家多见，故又名海洋性贫血。我国规范的医学名称为珠蛋白生成障碍性贫血，是由于珠蛋白基因缺失或突变，使一种或多种珠蛋白肽链合成受阻或完全抑制，导致红细胞中血红蛋白成分发生异常，引起的不同程度慢性进行性溶血性贫血。

（二）问诊内容

1. 籍贯哪里? 家族史有无异常?

2. 父母有无贫血病史或做过血象检查，结果怎样?

3. 发病的年龄多大? 贫血持续的时间多久?

4. 贫血程度如何, 是否需要依赖输血? 多久输血一次? 每次输多少单位?

5. 做过哪些检查, 如血象、血清铁蛋白、血红蛋白电泳、地中海贫血基因等, 结果如何?

6. 有使用祛铁药物治疗吗? 每月使用几天? 疗效如何?

(三) 分析

地贫的类型复杂且临床表现多样, 根据珠蛋白基因缺失或突变种类的不同, 地中海贫血分为 α-地贫、β-地贫、δ-地贫、γ-地贫及少见的 δβ-地贫 5 种类型, 其中以 α-地贫和 β-地贫多见, 占 9 成以上。我国地贫主要分布于长江以南省份, 以广东、广西、四川、贵州和云南发病率高, 故询问父母的籍贯对诊断地贫很有帮助。慢性进行性贫血是地贫最突出的临床特点, 了解患儿起病的年龄和贫血的轻重, 对地贫病情的分类非常重要, 如果发病年龄早 (如 3~12 个月)、贫血重、血红蛋白 (Hb) 常低至 60 g/L 以下, 那么需要每 3~4 周输血一次才能维持生命, 年长儿还可见头大、额部隆起、鼻梁低陷、两眼距增宽, 形成地贫特殊的面容, 腹部膨隆, 肝脾肿大, 归属于重型 β-地贫。重型 α-地贫常在胎儿期发生胎儿严重贫血, 导致流产、死胎或分娩后不久夭折, 很难存活。如果平时无贫血症状或仅体检时发现轻度贫血, 肝脾不大, 生长发育不受影响, 从未输血者, 那么归属于轻型或静止型地贫, 为地贫基因携带者。如果临床症状介于轻型与重型之间, 表现为中度贫血, 一般 Hb 水平在 60~90 g/L, 肝脾轻或中度肿大, 不需要经常输血者, 那么属于中间型地贫。外周血象、血液生化、血红蛋白电泳和基因检查可以更精确地诊断地贫的类型, 鉴别缺铁性贫血等疑似病例, 指导临床制定治疗方案。

（四）建议

地贫的治疗方案因临床类型不同而异：轻型地贫（基因携带者），一般无需治疗，可以正常生活，但要重视缺陷基因的遗传问题。若父母为同型基因携带者，每次怀孕，其子女有 25%的概率为重型地贫患者；中间型和重型地贫，需要采取针对性治疗。输血和排铁是最重要的 2 种治疗措施，也是保证患儿生存和生活质量的根本。重型 β-地贫 Hb<90 g/L 以下启动输血，每 3~4 周输血一次；输血次数达 10~20 次或血清铁蛋白＞1000 μg/L 时要开始接受排铁，每周使用 5~7 天；中间型地贫 Hb<60 g/L 时输血，血清铁蛋白＞800 μg/L 时排铁。治疗期间需定期检查血象和血清铁蛋白或磁共振检测心脏及肝脏铁，以评估治疗效果，指导调整治疗方案。地贫为基因遗传病，输血与排铁非病因治疗，仅为姑息性治疗手段，因此，输血与排铁治疗是个长期过程乃至伴随终生，患儿与家长对此应有足够的心理和思想准备，良好的依从性是保证治疗效果的先决条件和重要保障。造血干细胞移植是目前能根治地贫的唯一有效方法，如有合适的供者应尽早移植。干细胞可来源于骨髓、脐血或动员外周血，首选同胞 HLA 配型全相合干细胞，其次全相合的非血缘供者（如中华骨髓库、台湾骨髓库等）干细胞移植，父母单倍体移植也是可以考虑的选择之一，但移植排斥的风险增加。脾脏切除可以暂时减少对输血要求，需把握严格的指征，手术至少在 5 岁或以上进行。地贫的基因治疗技术尚不成熟，还未真正应用于临床。

地贫患儿平时应少食用含铁质高的食物，如猪肉、牛肉等肉类及蛋黄、菠菜等；勿乱服"补血"药物。

徐宏贵

九十四、孩子患白血病怎么办？

（一）定义

白血病又称血癌，是造血组织中白血病细胞失去进一步分化成熟的能力，而停滞在细胞发育的不同阶段，在造血组织中大量增生积聚，破坏正常造血组织，并浸润其他组织器官，从而引起发热、贫血、出血和肝脾淋巴结肿大等一系列临床表现的一种血液系统恶性肿瘤。14 岁以下儿童发生率为 3/10 万～4/10 万，其中急性白血病占 90%～95%，慢性白血病仅占 3%～5%。

（二）问诊内容

1. 有无发热，发热的程度与持续时间？

2. 有无贫血，程度如何？

3. 有无出血，如牙龈出血，皮肤瘀斑、瘀点，黑便，血尿等？

4. 有没有骨关节疼痛？是否伴有红肿？

5. 曾经做过哪些检查，特别是血象、骨髓检查，结果怎样？

6. 是否用过肾上腺素和其他化疗药物？效果如何？

7. 家族中有无白血病和肿瘤患者？有无新房装修甲醛超标？是否受到过放射线的损害？

（三）分析

目前世界范围内针对儿童白血病的发病具体原因尚不明确，较多证据认为是由环境、生物及遗传因素三者共同作用的结果。某些病毒（如 T 细胞白血病病毒、EB 病毒）感染、过量接触放射性物质或某些化学物质如甲醛、苯等可能是发病的诱因。白血病的早期临床表现多种多样，如不明原因长期发热、淋巴结肿大、骨关节疼痛、骨折等，极易漏诊或误诊。及时做骨髓穿刺检查对早期诊断有非常重要的意义，一方面，通过骨髓形态学与免疫学检查可以明确诊断，鉴别类风湿性关节炎、类白血病反应（多为感染所致）和再生障碍性贫血等；另一方面，进一步行骨髓细胞遗传学和分子生物学检测可以实现精准诊断和病情危险度分层，帮助判断疾病预后。短期服用激素可以使骨髓检查出现假阴性，需 2～3 周后重新复查。头颅 MRI 或腰椎穿刺脑脊液检查可以帮助了解中枢神经系统有白血病细胞浸润，结合患儿重要脏器（如心肝肺肾脏）功能检查和药物代谢相关基因检测，评估患儿对化疗药物毒副作用的承受能力，可以指导制定个体化治疗方案。

（四）建议

儿童白血病的治疗目标是尽可能治愈，治疗方法主要以化疗为主，只有少数难治或复发患者需要放疗或造血干细胞移植（HSCT）。化疗的原则是早诊断、早治疗，多药联合和多疗程分阶段治疗，包括诱导缓解治疗和缓解后的巩固与维持治疗。急性白血病一般疗程 2～3 年。化疗强度及方案根据临床危险度分组而定，需要平衡临床疗效与化疗药物毒性和治疗相关的合并症（如重症感染、出血等）的关系，尽可能保持高治愈率，又同时减少药物近期与远期毒副作用，避免治疗相关严重合并症。在化疗期间需定期复查骨髓、血象、心肝肾功能、中枢神经系统状况，动态监测骨髓微小残留白血病（MRD）以评估治疗效果，指导治疗方案的调整，制定个体化治疗策略。目前5年无病生存儿童急性淋巴细胞白血病（ALL）已达75%~90%，急性髓细胞白血病（AML）达50%~60%。高危难治或复发患儿需接受同胞或非血缘的 HSCT 以提高治愈率，不推荐自体 HSCT，但即便移植成功，仍存在有复发的风险。

患儿在化疗期间，要饮食均衡，适当增加营养，多吃富含蛋白和维生素且易消化吸收的食物。注意口腔和手卫生，预防感染。化疗停药后1年方可预防接种。

徐宏贵

九十五、孩子患淋巴瘤怎么办？

（一）定义

淋巴瘤是原发于淋巴结和其他器官淋巴组织的恶性肿瘤，是造血系统恶性疾病之一，分为霍奇金淋巴瘤（HL）和非霍奇金淋巴瘤（NHL）2大类。HL 约 90% 起源于淋巴结，仅 10% 起源于结外淋巴组织；而 NHL 则60% 起源于淋巴结，40% 起源于结外淋巴组织。目前，NHL 是增长速度最快的恶性肿瘤。

（二）问诊内容

1. 颈部有无发现肿物？

2. 有无发热、盗汗、体重减轻？有无呼吸困难？

3. 有无腹胀、腹痛、腰痛、血便、骨关节疼痛？

4. 皮肤有无肿块、结节、皮疹？有无瘙痒？

5. 有无头痛、抽搐、呕吐？

（三）分析

HL 的发病年龄呈现 2 个高峰，第一个在 15～30 岁的年龄段，第二个则出现在 50 岁以后，儿童 HL 有 85% 发生于男孩。NHL 近年来发病率呈明显上升趋势，其分类中淋巴母细胞瘤多发生在青少年男性和年轻成年人，Burkitt 淋巴瘤主要发生在儿童和年轻成年人。病毒感染和异常免疫调节与 NHL 的发生相关，并且这 2 种机制相互作用；免疫缺陷和免疫下调状态与 NHL 的发生也相关；苯妥英钠等药物和放射线可以引起从淋巴增生性疾病到淋巴瘤任一阶段的疾病；遗传改变也与淋巴瘤有一定的关系。

HL 主要分为：结节性淋巴细胞为主型、结节硬化型、富含淋巴细胞的经典型、混合细胞型、淋巴细胞削减型。NHL 病理形态复杂多样，根据细胞来源主要分为 3 大类，即 B 细胞性、T 细胞性、NK 细胞性。

淋巴瘤临床表现多样，不同部位的病变可表现为不同的症状。晚期恶性淋巴瘤可侵犯淋巴组织以外的部位，症状则更复杂。常见的临床表现：

1. 浅表淋巴结肿大，侵犯纵隔淋巴结时可出现纵隔压迫综合征、肺浸润、肺不张或胸腔积液。腹腔淋巴结受累可出现腹痛、腰痛、腹块、大小便困难或血尿。消化道淋巴组织受累可出现腹痛、腹泻、肠梗阻、便血、肠穿孔或吸收不良综合征。

2. 脾病变。多见于 HL，可有脾大、脾功能亢进。

3. 肝病变。见于疾病晚期，肝大及肝功能异常，部分患者可因肝门淋巴结肿大或肝内胆汁淤积引起梗阻性黄疸。

4. 骨骼病变。表现为骨痛、病理性骨折等。NHL 骨髓侵犯较常见。

5. 皮肤损害。特异性病变即为淋巴瘤的皮肤浸润，可表现为肿块、结节、浸润性斑块、溃疡、丘疹、斑疹，偶见恶性红皮病。非特异性病变仅为普通炎症改变，表现为瘙痒、痒疹、带状疱疹及获得性鱼鳞癣等。

6. 神经系统改变。常见有瘫痪、头痛、抽搐、颅内压增高，还可发生多灶性脑白质病及亚急性小脑变性等。

7. 全身症状：发热、盗汗、体重减轻（半年内无特殊原因体重减轻10%以上），有这三种之一被认为有"B 症状"。全身症状以 HL 多见。

HL 常有中度正细胞正色素性贫血，贫血原因往往既有生成减少，又有破坏增加的因素，但 Coombs 实验阳性的溶血性贫血很少见。粒细胞常增高导致白细胞总数增高，部分患者可有嗜酸性粒细胞增高，淋巴细胞常减少，特别晚期病例，淋巴细胞绝对数可小于 $1×10^9$ /L，在伴有发热的 HL 中，有时可有类白血病反应，白细胞总数可达 $50×10^9$ /L。HL 骨髓涂片常呈粒细胞增生旺盛，常伴有组织细胞及浆细胞增多，类似"感染性骨髓象"。HL 常有红细胞沉降率加快，可作为疾病活动的检测指标。

NHL 常有贫血，亦可发生自身免疫性溶血（Coombs 实验阳性），其骨髓侵犯常见。血液生化检验常见血钙增高，血磷减低，血清碱性磷酸酶随病程而增高，白蛋白低而 $α_2$-球蛋白明显升高，C 反应蛋白、C_3、纤维蛋白原也可增高，乳酸脱氢酶多随肿瘤负荷的增加而升高。

为确定诊断需做的检查包括淋巴组织活检；注意有无"发热、盗汗、体重减轻"B 症状；全面体检，特别注意淋巴区域以及韦氏咽环，肝脾的大小及有无骨压痛；实验室检查：血常规、尿常规、大便常规、血沉、血电解质、肝肾功能、血电解质、血清乳酸脱氢酶、碱性磷酸酶、尿酸、β_2微球蛋白、Coombs 实验等，如条件允许需做免疫功能检查，包括 IgG、IgA、IgM 定量，T 细胞亚群，NK 细胞等。HL 的骨髓侵犯发生率较低，一般见于晚期病例；NHL 需经双侧的骨髓穿刺或活检确诊排除骨髓侵犯；X 线检查、CT、B 超、MRI 检查和淋巴管造影；PET 扫描对淋巴瘤治疗前分期和治疗后发现残余病灶上明显优于常规 CT 扫描，但费用昂贵；有胃肠道症状者可予胃肠镜检查，孤立的纵隔或腹腔肿块可应用纵隔镜和腹腔镜进行组织活检，以明确病理。

（四）建议

淋巴瘤属于恶性肿瘤，诊断和治疗相对复杂，一般来说，HL 发展稍慢，病程较长，治疗反应较好。而 NHL（除低度恶性类型外）则往往发展迅速，病程短，治疗反应不一，易复发，预后较差。出现任何疑似淋巴瘤的症状需及时就医，确诊淋巴瘤后需进一步对其进行分期，根据分期制定治疗方案。化学治疗和放射治疗均为治疗 HL 非常有效的手段，但如何决定放疗、化疗或者两者结合，需根据患者的临床分期和预后因素来拟定。目前国内多倾向于以联合化疗为主、放疗为辅的综合治疗方法。NHL 最重要的治疗手段是化学治疗，尤其对于中高度恶性者；放射治疗在 NHL 治疗中也有一定的地位，而手术治疗在部分结外病变的综合治疗中也是有益的选择。

陈晓瑜

⊕ 九十六、孩子有血管瘤怎么办？

（一）定义

血管瘤是由胎儿期成血管组织畸形或原有血管扩张所致。主要见于头颈面部，但身体各部位均可能发生。

（二）问诊内容

1. 是否出生后即有？

2. 生长部位、颜色，有无增大趋势？有无破溃？

3. 若生长在眶周是否对视力有影响？颈部血管瘤注意有无气促、喘息？

4. 腰骶部皮肤血管瘤注意有无脊柱及泌尿生殖系统异常，注意除血管瘤外有无其他临床症状。

（三）分析

血管瘤是婴儿期最常见的肿瘤，多见于女婴及体重低于 1.5 kg 的早产儿，在白种人和黄种人中较多。

1. 主要分类

（1）先天性血管畸形

①鲜红斑痣：又称毛细血管扩张痣或葡萄酒样痣，是常见的先天性毛细血管畸形。出生时即可存在。好发于颜面部、颈部，也可发生在其他任何部位。皮损为淡红色或暗红色斑疹或斑片，形状不规则，压之部分或完全褪色，可随年龄增长而颜色变深，亦可高出皮面，或其上发生结节状皮

损。可伴发其他血管畸形，如软脑膜蛛网膜血管瘤，结膜、虹膜或脉络膜血管瘤等，后者可导致青光眼或视网膜剥离。

②静脉畸形：又称海绵状血管瘤，是静脉的先天畸形。本病出生时既存在或出生后数周发生。好发于头、颈部，亦可累及口腔或咽部黏膜等其他部位。皮损为单一或数个大而不规则的结节状或分叶状表浅皮损，颜色鲜红或深红，表面不规则，深在皮损颜色呈紫色，境界不清，柔软而有弹性，可压缩，状似海绵。皮损在一年内逐渐增大，亦可逐渐缓解，但难以完全消退。累及消化道常可引起慢性出血和贫血。

（2）先天性血管瘤：又称草莓状血管瘤，出生时即可存在，但常在出生后 2～3 个月内发生。好发于颜面、头颈部或肩部。皮损呈鲜红色分叶状肿瘤，质地柔软，高出皮面，境界清楚，单一或数个，通常一至数厘米，广泛皮损的深部，常可伴发海绵状血管瘤。皮损可逐渐增大，约 1 年后逐渐开始退化，70%～90%患者在 5～7 岁时可自行完全消退。

2. 主要治疗手段

（1）病损处注射激素或口服激素。主要机制为收缩血管，抑制血管生成。仅于增生期有效。激素所引起的副作用主要有 Cushing 综合征（满月脸、多血质外貌、向心性肥胖、痤疮、紫纹、高血压、继发性糖尿病和骨质疏松等）、胃肠道黏膜损伤、影响生长发育等。

（2）干扰素（IFNα - 2a 或 IFNα - 2b）。可有效抗血管生成，主要用于危及生命或治疗抵抗的情况。副作用为易激惹、肝功能损害、痉挛性瘫痪等。

（3）长春新碱。亦可抗血管生长。主要针对生长巨大的血管瘤以及危及生命的血管瘤。副作用为引起外周神经病变、便秘、颈部疼痛、免疫抑制。

（4）激光、放射性核素或 X 线照射治疗。需多次及较长时间的治疗。

（5）手术治疗。通常为修补面容畸形或切除有蒂血管瘤。

（6）栓塞治疗。通常用于生长于内脏的血管瘤。

（7）普萘洛尔（心得安）。其早期效应（开始治疗1～3天）：血管收缩；中期效应：血管瘤增生停止；远期效应：血管瘤退化。具有消退率高，美容效果好的特点，尤其对头面部血管瘤、体表多处、混合型，甚至伴有内脏血管瘤、伴有溃疡的患儿均有良好疗效。

（四）建议

如血管瘤发生溃疡、出血、疼痛、有损害容貌风险、短时间内迅速增大或生在特殊部位的血管瘤而引起气道梗阻、视觉障碍、耳道梗阻、高输出性心力衰竭等，都需及时治疗；如无上述表现者则可暂予观察。无论选择何种治疗手段，都须在医生的指导下进行，切不可大意以致延误治疗时机而造成严重不良后果。

陈晓瑜

九十七、孩子被诊断为再生障碍性贫血怎么办?

（一）定义

再生障碍性贫血简称再障，是一种由多种原因引起的骨髓造血功能衰竭，外周血两系或全血细胞减少，导致严重感染、出血和贫血，而肝、脾、淋巴结不肿大为特征的综合征。

（二）问诊内容

1. 发病的年龄多大？病程多久？

2. 有无贫血、出血和感染表现，程度怎样？

3. 既往有无肝炎病史？

4. 居住生活的环境卫生条件如何？有无严重的环境或大气污染？家中是否有过新装修？

5. 是否经常接触放射线，常接触苯类化学物质，服用过氯霉素等药物？

6. 做了哪些检查，如骨髓穿刺、骨髓活检、淋巴细胞亚群、造血衰竭相关基因等，有什么阳性结果？

7. 用了哪些药物治疗？疗效如何？

（三）分析

再障涉及一大类疾病，要精确诊断，首先得了解再障的分类。按照病因不同分类如表13。

表 13　儿童再障的分类

Ⅰ 先天性（体质性）　罕见

（1）全血细胞减少

① 范科尼贫血（FA）

② 先天性角化不良（DC）

③ Shwachman–Diamond 综合征（SDS）

（2）纯红细胞减少

① 先天性纯红细胞再生障碍性贫血（DBA）

② 先天性红细胞生成异常性贫血（CDA）

Ⅱ 后天性（获得性）　多见

（1）特发性再障：病因不明确

（2）继发性再障：有明确病因，包括药物、放射损伤、病毒感染、自身免疫性疾病等

贫血、出血和感染并非再障所特有的临床症状，但如果同时有外周血象两系或全血细胞减少应高度警惕再障的可能，这时骨髓穿刺细胞学检查对确诊具有重要意义，但是一次骨髓检查不一定能反映整个机体的造血情况，尤其是在病程比较长的慢性再障时，此时应多部位骨髓穿刺行细胞学检查，以寻找确诊的依据。即便如此，仍有少部分病例单靠骨髓细胞学检查仍旧不能确立诊断，需要做骨髓病理活检提高确诊率，骨髓活检还能提供病情诊断分型的依据，如依据残存的造血细胞情况将再障分为非重型、重型、极重型 3 型，同时还能鉴别低增生性白血病、骨髓异常增生综合征等疾病。诊断确立后，应详细询问病史及家族史，以了解是先天性还是后天性再障。若家族史阳性，患儿除贫血外伴有先天畸形，提示先天性再障可能性大，选择相应的基因检查可以帮助诊断。若有特殊用药史、肝炎病史或大量放射性接触史，则提示后天继发性再障。若无明确的诱因，则多为特发性再障。进一步选择免疫相关指标、骨髓造血干/祖细胞培养、分子生物学等检查可以更精确分析再障的发病机制，帮助制定治疗方案，以提高治疗效果。

（四）建议

再障的治疗强调：早期诊断、早期治疗、分型治疗、联合用药、维持治疗、合并症治疗及坚持治疗。对有病因可查者，要尽可能去除病因，停止接触或服用有害药物、化学品或放射线。对于非重型再障，主要以口服环孢素 A（CsA）联合使用促进造血功能的细胞因子治疗为主，同时可以结合中医中药以提高疗效；对于重型或极重型再障，主要的治疗方法有造血干细胞移植和免疫抑制治疗 2 种，选择何种方法需综合考虑如下因素：

有无适合的供体、家庭经济承受能力，还要考虑诸如病程、输血史及活动性感染等危险因素综合分析。目前推荐首选异基因造血干细胞移植，包括骨髓、脐血和外周血干细胞移植（供体选择以同胞和配型相合的家庭成员为首选，次为非血缘相合供者），在病程早期进行移植成功率高。在无合适供者的情况下，可选用免疫抑制治疗包括 ATG/ALG，CsA 以及联合治疗。其次可用造血生长因子如 G-CSF，雄激素，或作为附加治疗。对于先天性再障，异基因造血干细胞移植是目前临床根治的唯一方法。

徐宏贵

九十八、孩子患特发性血小板减少性紫癜怎么办？

（一）定义

特发性血小板减少性紫癜又称为免疫性血小板减少症（ITP），是儿童最常见的出血性疾病。由于机体的免疫异常导致血小板破坏和减少，表现为以皮肤和黏膜自发性出血为特征的自身免疫疾病。

（二）问诊内容

1. 病程的长短？发病前 1~3 周有无病毒感染或疫苗接种史？

2. 出血的部位、范围如何？是瘀点、瘀斑，还是血肿？

3. 有无黑便、血尿？

4. 有伴随发热、贫血、黄疸吗？

5. 有无使用过阿司匹林、肝素等抗血小板功能的药物？

6. 做了哪些检查，如骨髓穿刺、血小板相关抗体等，结果如何？

7. 用了哪些药物治疗？血小板上升情况怎样？

8. 家族中有血小板减少患者吗？

（三）分析

血小板数量和出血情况对 ITP 的病情诊断很重要，血小板数量低和出血范围广预示着病情重，严重时出现消化道或颅内出血，后者是 ITP 致死的主要原因，但发生率并不高，为 0.1%～0.5%。血小板减少是诊断 ITP 的必备条件，但要确定诊断还需要排除一些继发性因素导致的血小板减少，如发病年龄小、家族中父母或兄弟姐妹有血小板减少史、血象中血小板体积过大或过小、对 ITP 的常规治疗反应不好者，需要鉴别先天性遗传性血小板减少症，选择相应的基因检查可以协助诊断。骨髓穿刺检查或活检可以很好地评估巨核细胞的生成，对排除白血病、再生障碍性贫血等所致的血小板减少也有着重要的价值，但要选择合适的时机穿刺，避免诱发或加重出血。细胞免疫与体液免疫功能检测可以为 ITP 分型提供免疫指标和分型个体化治疗的精确靶点。对于持续性和慢性 ITP 患儿，需要检查有无幽门螺杆菌及慢病毒（EBV、CMV）感染。

（四）建议

儿童 ITP 多为自限性，预后良好，80% 左右的患儿在 12 月内血小板计数可恢复正常。ITP 治疗的主要目的是使血小板计数提高到安全水平（如预防严重出血），而不是将血小板计数提高到正常水平。因此，ITP 的治疗需要平衡血小板减少发生严重出血的风险与治疗药物的毒副反应，选择正确治疗方法对消除家长的恐慌心理，避免过度治疗及增强治疗疾病信心极为重要。多数学者建议血小板计数＞20 × 10⁹/L，无明显出血表现者，可先观察不予治疗。血小板计数＜20 × 10⁹/ L，和/或伴出血症状者，可以予干预治疗。ITP 一线的治疗首选肾上腺皮质激素、静脉输注大剂量免疫球蛋白，一般用药 2～5 天后血小板计数可升至 50 × 10⁹/L 以上。如果经一线治疗后效果不佳，要彻查病因，排除继发性血小板减少的可能病因，选择针对性治疗。若排除了继发因素，可以酌情选择二线治疗，如环孢素A、抗 CD20 单克隆抗体、脾切除等。

ITP 患儿在治疗期间应适当限制活动，避免外伤和感染。

徐宏贵

➕ 九十九、孩子被诊断为糖尿病怎么办？

（一）定义

糖尿病是一种以高血糖为主要生化特征的全身性慢性代谢性疾病。是多病因导致胰岛素分泌绝对缺乏或相对不足和胰岛素功能缺陷引起的高血糖，同时有蛋白质和脂肪的代谢障碍。糖尿病常分为 4 个类型：1 型、2 型、妊娠期糖尿病和特殊类型糖尿病。儿童约 90%属于 1 型糖尿病，10%左右属于 2 型糖尿病，其他还有少量特殊类型糖尿病。

（二）问诊内容

1. 每天血糖情况怎样？（七段血糖指的是三餐前、三餐后 2 h 和睡前血糖；八段血糖指的是三餐前、三餐后 2 h、睡前血糖和凌晨 2 点或 3 点血糖。）

2. 每餐进食种类和量各多少？热卡量多少？

3. 有无运动？时间及运动量如何？

4. 有无低血糖表现，如饥饿、出冷汗、手抖等症状？

5. 有无头晕、呕吐、乏力、气促等？

6. 有无手脚麻木，视力模糊，血尿、泡沫尿等改变？

（三）分析

小孩得了糖尿病，首先进行相应分型，不同类型不同原因治疗方法和效果不同。但每个类型都离不开糖尿病治疗的"五架马车"：饮食治疗、药物治疗、血糖监测、运动和健康教育。以 1 型糖尿病为例，它是终生的内分泌代谢性疾病。治疗目的是消除高血糖引起的临床症状；积极预防并及时纠正酮症酸中毒；纠正代谢紊乱，力求病情稳定；使患儿获得正常生长发育，保证其正常的生活活动；预防并早期治疗并发症。

1. 儿童 1 型糖尿病多以糖尿病酮症酸中毒起病，对此首先要进行糖尿病酮症酸中毒的治疗。其次，必须针对高血糖、脱水、酸中毒、电解质紊乱和可能存在的感染等情况制定综合治疗方案。再次，密切观察病情变化、血气分析，以及血液、尿液中糖和酮体的变化，随时采取相应措施，避免医源性损害。治疗中补液和胰岛素的精确应用尤为重要，糖尿病酮症酸中毒属于急重症，需要住院密切观察。

2. 饮食管理：糖尿病的饮食管理是进行计划饮食而不是限制饮食，其目的是维持正常的血糖和保持理想体重。

（1）每日总热量需要量：食物的热量要适合患儿的年龄、生长发育和日常活动的需要，每日所需热量（kcal）＝ 1000 ＋ 年龄 ×（80～100），对年幼儿宜稍偏高，而年龄大的患儿宜偏低。此外还要考虑体重、食欲及运动量。全日热量分配为早餐 20%，中餐和晚餐均为 40%，每餐中留出少量约 5%作为餐间点心。

（2）食物的成分和比例：饮食中能源分配为蛋白质 15%～20%，糖类 50%～55%，脂肪 30%。蛋白质成分在 3 岁以下儿童应稍多，其中一半以上应为动物蛋白，因其含有必需的氨基酸。禽类、鱼类、各种瘦肉为较理想的动物蛋白来源。糖类则以含纤维素高的，如糙米或玉米等粗粮为主，因为它们形成的血糖波动远较精致的白米、面粉或土豆等制品为小，蔗糖等精制糖应该避免。脂肪应以含多价不饱和脂肪酸的植物油为主。蔬菜选用含糖较少者。

3. 胰岛素治疗：胰岛素是糖尿病治疗能否成功的关键，但胰岛素治疗需要个体化，方案的选择依据年龄、病程、生活方式（如饮食、运动时间、上学）和既往健康状况等决定。胰岛素的种类、剂量、注射方法都与疗效有关。胰岛素注射方法有注射笔或胰岛素泵等。

4. 运动治疗：运动时肌肉对胰岛素的敏感性增高，从而增强葡萄糖的利用，有利于血糖的控制。运动的种类和剧烈程度应根据年龄和运动能力进行安排，因人而异，多数主张每天参加 1 h 以上的适当运动。运动时必须做好胰岛素用量和饮食调节，运动前减少胰岛素用量或加餐，固定每天的运动时间，避免发生运动后低血糖。

5. 血糖监测：血糖监测包括家庭日常血糖监测和定期总体血糖监测。家庭日常血糖监测记录包括血糖水平、胰岛素剂量、影响血糖控制的特殊事件（患病、聚会、运动、月经等）、低血糖事件及其严重程度，以及潜在的日常生活习惯改变等。血糖监测记录有助于分析治疗效果及引起低血糖的原因，有利于指导胰岛素调整以降低血糖波动水平，也有助于防止糖尿病急性并发症酮症酸中毒以及低血糖的发生。定期总体血糖监测建议患者3~6个月定期至医院进行糖化血红蛋白、肝肾功能等检查。

6. 宣教和管理：由于小儿糖尿病的病情不稳定，易于波动，且本病需要终生饮食控制和胰岛素注射，给患儿及其家庭带来种种精神烦恼。因此，医生、家长和患儿应密切配合，帮助患儿树立信心，使其能坚持有规律的生活和治疗，同时加强管理制度，定期随访复查。出院后家长和患儿应遵守医生的安排，接受治疗。同时做好家庭记录，包括饮食、胰岛素注射次数和剂量、尿量等情况。

7. 预防并发症：积极预防微血管继发损害所造成的肾功能不全、视网膜和心肌等病变。

（四）建议

孩子得了糖尿病需要综合管理。首先从心理上要树立信心，相信在医护人员的帮助下一定能够战胜疾病。然后按照上述分析，尤其是让糖尿病治疗的"五架马车"——饮食治疗、药物治疗、血糖监测、运动和健康教育并驾齐驱，才能使血糖控制更加平稳。在治疗过程中认真做好血糖监测记录，注意低血糖、高血糖等并发症的发生。最后，每年行眼底检查，注意视网膜改变，尿微球蛋白、肝肾功能检查，注意有无糖尿病、肾病等并发症。

糖尿病患者口袋里应装有一个急救联系卡，上面写上自己的名字、患的是哪一型糖尿病、常用的治疗药物、经治医生的名字、就诊医院和家庭联系电话及地址。这样，万一发生低血糖昏迷或糖尿病酮症酸中毒时，第一目击者即可根据急救联系卡上的记录情况迅速采取急救措施。

孟 哲

🩺 一百、孩子被诊断为性早熟怎么办?

（一）定义

性早熟是指女孩在 8 岁前、男孩在 9 岁前呈现第二性征。

（二）问诊内容

1. 患儿出生史、出生身长和体重、生长发育史。

2. 父母亲的青春发育和家族中身高情况等。

3. 平时饮食、睡眠、运动情况如何？有无慢性疾病史，含雌激素的药物、食物、化妆品使用史，特殊药品如丙戊酸钠、避孕药服用史？

4. 当前身高和体重，身高增长速率。

5. 有无乳房发育或者睾丸的增大、阴茎增长？有无阴毛的出现？有无痤疮、头部油脂分泌增多？有无腋毛、变声或胡须？有无月经初潮或者遗精？第二性征出现的具体时间、进展速度以及出现顺序。

（三）分析

性早熟按下丘脑-垂体-性腺轴（HPG）功能是否提前发动分为中枢性性早熟（central precocious puberty，CPP）和外周性性早熟（peripheral precocious puberty，PPP）2 类。不完全性性早熟为性早熟的变异，包括单纯性乳房早发育、单纯性阴毛早现和单纯性早初潮。

1. 中枢性性早熟：由于下丘脑-垂体-性腺轴功能过早启动，GnRH 脉冲分泌增强，患儿除有第二性征的发育外，还有卵巢或睾丸的发育。性发育的过程和正常青春期发育的顺序一致，只是年龄提前。

（1）特发性性早熟：又称为体质性性早熟，是由下丘脑对性激素负反馈的敏感性下降、促性腺激素释放激素过早增加分泌所致。女性多见，占女孩 CPP 的 80% 以上。

（2）继发性性早熟：多见于中枢神经系统异常，病因包括以下几种。①肿瘤或占位病变：下丘脑错构瘤、囊肿、肉芽肿；②中枢神经系统感染；③获得性损伤：外伤、术后、放疗或化疗；④先天发育异常：脑积水、视中隔发育不全等。⑤其他疾病：少数未经治疗的原发性甲状腺功能减退症患者可出现中枢性性早熟。

2. 外周性性早熟：非受控于下丘脑-垂体-性腺轴功能的性早熟，有第二性征发育和性激素水平升高，但下丘脑-垂体-性腺轴不成熟，无性腺的发育。

（1）性腺肿瘤：卵巢颗粒-泡膜细胞瘤、黄体瘤、睾丸间质细胞瘤、畸胎瘤等。

（2）肾上腺疾病：肾上腺肿瘤、先天性肾上腺皮质增生症等。

（3）外源性：如含雌激素的药物、食物、化妆品。

（4）其他疾病：如 McCune-Albright 综合征。

3. 不完全性性早熟：单纯性乳房早发育、单纯性阴毛早现、单纯性早初潮等。

（四）建议

1. 检查与诊断：首先确定是否为性早熟，其次判断性早熟是属于中枢性或外周性，再次是寻找病因。

（1）黄体生成素（luteinising hormone，LH）基础水平：在 CPP 的诊断过程中，LH 较卵泡刺激素（follicle-stimulating hormone，FSH）更具有临床意义。但基础 LH 水平意义有限，因 LH 为脉冲式分泌，其水平受检测方法的影响而差异较大，缺乏相应的正常值资料，且 50% 左右 Tanner Ⅱ 期的女孩 LH 基础值可在青春期前的水平。

（2）GnRH 激发试验：诊断 CPP 的金标准，也是鉴别 CPP 和外周性性早熟的重要依据。但临床上由于各种因素影响，不能单纯依据 GnRH 激发试验结果进行诊断，在结果评估的过程中应注意以下问题。①激发药物：激发试验应用的药物为 GnRH，所用剂量为每次 2.5 µg/kg，最大剂量 100 µg。GnRHa 的激发作用比天然 GnRH 强数十倍，峰值在 60~120 min 出现，一般不推荐其在常规诊断中使用。若用 GnRHa 替代，则应有各实验室自己的药物剂量及试验数据。②检测方法：应用不同的方法检测时，诊断临界值不同。免疫荧光法（IFMA），LH 峰值＞9.6 U/L（男孩）或＞6.9 U/L（女孩）；免疫化学发光法（ICMA），LH 峰值≥5.0 U/L 均提示性腺轴启动。因此，不同的检测方法，不宜采用同一临界值进行结果评判。有条件的中心和实验室宜建立自己的诊断界值。③正确评估 LH 峰值/FSH 峰值：LH 峰值/FSH 峰值＞0.6，考虑青春期启动，但应注意同时要满足 LH 峰值≥5.0 U/L。单纯以 LH 峰值/FSH 峰值＞0.6 作为诊断指标，易造成误诊。LH 峰值/FSH 峰值还有助于快进展型与非进展型 CPP 的鉴别（快进展型 CPP 患儿的 LH 峰值/FSH 峰值比值较高）。④在 GnRH 激发试验中，FSH 的基础值和峰值对性早熟诊断无明显临床意义。⑤在判断结果时，尚需结合患儿性发育状态、性征进展情况、身高和骨龄的变化等进行综合分析。部分病程较短的患儿，在乳房开始发育的早期，及未出现明显的生长加速、骨龄未出现明显超前时，GnRH 激发试验可为假阴性。对此类患儿应密切随访性征发育情况、生长速率、骨龄等，必要时应重复进行GnRH 激发试验。

（3）骨龄的测定：据左手和腕部 X 线片评定骨龄，判断骨龄发育是否超前。性早熟患儿一般骨龄超过实际年龄。

（4）B 超检查：盆腔 B 超检查女孩卵巢、子宫发育情况；男孩注意睾丸、肾上腺皮质等部位。若盆腔 B 超显示卵巢内可见 4 个以上直径≥4 mm 的卵泡，则提示青春期发育；若发现单个直径>9 mm 的卵泡，则多为囊肿；若卵巢不大而子宫长度>3.5 cm，并可见内膜增厚，则多为外源性雌激素的作用。

（5）CT 或 MRI 检查：对怀疑颅内肿瘤或肾上腺疾病所致者，应进行头颅 MRI 或者腹部 CT 检查。

（6）其他检查：根据患儿的临床表现可进一步选择其他检查，如甲状腺功能检查、肾上腺功能检查等。

2. 性早熟的治疗：本病的治疗依据病因而定。中枢性性早熟的治疗目的是抑制或减慢发育进程，避免女孩过早月经初潮；抑制骨骼成熟，改善成人期最终身高；预防与性早熟可能相关的社会心理问题。

（1）病因治疗：肿瘤引起者应手术切除或者化疗、放疗；甲状腺功能减退者予甲状腺制剂纠正甲状腺功能；先天性肾上腺皮质增生症患者可采用肾上腺皮质激素治疗。

（2）药物治疗：目前国内外对中枢性性早熟的治疗主要采用促性腺激素释放激素类似物。其作用是通过受体下降调节抑制垂体-性腺轴，使 LH、FSH 和性激素分泌减少，从而控制性发育，延迟骨骼成熟，最终改善成人期身高。主要缓释剂有曲普瑞林和亮丙瑞林。

梁立阳

参考文献

1. 吴希如,李万镇,杨锡强. 儿科实习医师手册[M]. 北京:人民卫生出版社,2006.

2. 万学红,卢雪峰. 诊断学[M]. 第 8 版. 北京:人民卫生出版社, 2013.

3. 王卫平. 儿科学[M]. 第 8 版. 北京:人民卫生出版社, 2013.

4. 胡美亚. 诸福棠实用儿科学[M]. 第 8 版. 北京:人民卫生出版社,2015.

5. 罗金燕. 功能性消化不良的再认识[J]. 中华内科杂志, 2009,48:104-105.

6. 覃肇源,李剑波.儿童功能性消化不良的诊治进展[J]. 国际儿科学杂志, 2009,36:436-438.

7. 中华医学会儿科学分会消化学组. 中国儿童功能性消化不良的诊断和治疗共识[J]. 中华儿科杂志, 2012,50:423-424.

8. 杨丽娟, 陈爱珍. 小儿厌食症的病因分析 [J]. 浙江中医药大学学报, 2010, 34(3):460-461.

9. 徐海青, 儿童保健门诊实用指南 [M]. 武汉:湖北科学技术出版社, 2007,45-46.

10. 翁雪华,李介民,蒋彦. 儿童睡眠姿势与睡眠障碍关系分析[J]. 中国实用儿科杂志, 2010,25(9):689.

11. 中华医学会儿科学分会心血管学组,《中华儿科杂志》编辑委员会. 儿童晕厥诊断指南[J]. 中华儿科杂志, 2009,47:99-100.

12. 沈晓明. 临床儿科学[M]. 北京：人民卫生出版社, 2005.

13. 中华医学会儿科学分会内分泌遗传代谢学组. 矮身材儿童诊治指南[J]. 中华儿科杂志, 2008, 46(6): 428-429.

14. 侯佳彤, 潘慧, 朱惠娟. 儿童青少年过度生长的临床诊疗进展 [J]. 中华实用儿科临床杂志, 2016, 31(4): 316-318.

15. 赵堪兴. 眼科学[M]. 第 7 版. 北京：人民卫生出版社, 2008.

16. 张伟. 解读《我国斜视分类专家共识(2015)》. 中华眼科杂志[J]. 2015, 50(06): 406-407.

17. 孙定人, 张石革. 维生素 A(视黄醇)缺乏症(夜盲症)与补充维生素 A[J]. 中国药房, 2003, 14(10): 639-640.

18. 郭增平. 夜盲症患者眼的感光功能变化[J]. 考试周刊, 2008, 39: 236.

19. 张学军. 皮肤性病学[M]. 第 7 版. 北京：人民卫生出版社, 2008.

20. 黄绍良, 陈述枚, 何政贤. 小儿内科学[M]. 广州：人民卫生出版社, 2004.

21. 李兰娟, 任红, 高志良, 等. 传染病学[M]. 第 8 版. 北京：人民卫生出版社, 2013.

22. 陶亚萍. 幼儿运动发育迟缓的表现与干预措施[J]. 教育导刊, 2013, 2: 29-33.

23. 李润洁, 王淳. 小儿发育迟缓的评估与诊断[J]. 中国中西医结合儿科学, 2015, 7(5): 420-422.

24. 罗向阳, 梁立阳, 黄怀. 实用小儿神经病学[M]. 广州：世界图书出版广东有限公司, 2010.

25. 于萍. 儿童言语和语言障碍的研究现状[J]. 中华耳科学杂志,2013,11(3):408-412.

26. 斯蒂文·谢尔弗. 美国儿科学会育儿百科[M]. 池丽叶, 栾晓森, 王智瑶, 等, 译. 北京:北京科学技术出版社,2012.

27. 金星明,静进. 发育与行为儿科学[M]. 北京:人民卫生出版社,2014.

28. 冯夏婷. 幼儿问题行为的识别与应对[M]. 北京:中国轻工业出版社,2011.

29. 季成叶. 现代儿童少年卫生学[M]. 北京:人民卫生出版社,2010.

30. 莫源秋. 幼儿常见心理行为问题:诊断与教育[M]. 北京:中国轻工业出版社,2015.

31. 万力生,袁雄伟. 儿科疾病门急诊手册[M]. 广州:广东科技出版社,2009.

32. 陈荣华,陈树宝,朱启镕. 儿科查房手册[M]. 南京:江苏科学技术出版社,2005.

33. 齐建光,杜军保. 美国儿童青少年高血压诊治指南[J]. 实用儿科临床杂志,2006,21(1):57-60.

34. 蒋一方. 严防孩子反复呼吸道感染[J]. 现代养生, 2014,01:15-16.

35. 赵力芳,李元霞. 儿童反复呼吸道感染研究进展[J]. 首都食品与医药,2015(10):22-23.

36. 郝艳艳. 反复呼吸道感染儿童的病因分析及治疗 [J]. 中国社区医师,2014, 30(14):7-8.

37. CHEN Q Y. Pediatric dermatology [J]. Chinese Practical Journal of Rural Doctor, 2015,22(7),16-17.

38. 刘文. 磨牙的六个真相[J]. 父母必读, 2008,04:52-53.

39. 张静露,殷新民. 磨牙症研究进展[J]. 国外医学口腔医学分册, 2003,30
(1) 49-50.

40. 陈新. 临床心律失常学[M]. 第 2 版. 北京:人民卫生出版社, 2009:552-567.

41. 姚梅玲. 儿童心理行为疾病诊疗常规[M]. 郑州:郑州大学出版社,2013.

42. 汪之顼, 盛晓阳, 苏宜香.《中国 0~2 岁婴幼儿喂养指南》及解读[J]. 营
养学报,2016,38(2):105-109.

43. 刘湘云, 陈荣华, 赵正言. 儿童保健学[M]. 第 4 版. 南京:江苏科学技术
出版社,2011:60-80.

44. WHO,UNICEF. Infant and young children feeding counseling: an integrated
course[J]. The WHO document production services. Geneva: Switzerland,
2006.

45. 陈博文,腾红红. 社区 0~36 个月儿童健康管理[M]. 北京:北京大学医
学出版社,2008,133-141.

46. 预防接种工作规范[S]. 北京:国家卫生部, 2005.

47. 洪建国, 等. 儿童支气管哮喘诊断与防治指南 [J]. 中华儿科杂志,
2008,46(10):745-53.

48. 中华医学会风湿病学分会. 风湿热诊断和治疗指南[J]. 中华风湿病学杂
志,2011,15(7):483-486.

49. National heart foundation of Australia （RF/RHD Guidelines Development
Working Group）, the cardiac society of Australia and New Zealand.
CARAPETIS J. et al. Diagnosis and management of acute rheumatic fever
and rheumatic heart disease in Australian – An evidence-based review [R].
National heart foundation of Australia （RF/RHD guidelines development
working group）, the cardiac society of Australia and New Zealand, 2006.

50. NUGENT A W, DAUBENEY P E, CHONDROS P, et al. The epidemiology of childhood cardiomyopathy in Australia [J]. The new England journal of medicine, 2003, 348(17): 1639-1647.

51. LIPSHULTZ S E, SLEEPER L A, TOWBIN J A, et al. The incidence of pediatric cardiomyopathy in two regions of the US [J]. The new England journal of medicine, 2003, 348: 1647-1655.

52. 中华医学会儿科学分会心血管学组,《中华儿科杂志》编辑委员会. 儿童心肌病基因检测建议[J]. 中华儿科杂志,2013,(51)8:595-597.

53. 中国医师协会儿科医师学会先天性心脏病专家委员会,中华医学会儿科学会心血管学组. 儿童常见先天性心脏病介入治疗专家共识[J]. 中华儿科杂志,2015,53(1):17-24.

54. 覃丽君,王宏伟,张有为,等. 儿童房间隔缺损封堵术前后血液动力学及心功能的研究[J]. 中国病理生理杂志,2003,19(10):1418-1419.

55. 覃丽君,欧阳静萍,张有为,等. 经胸超声心动图指导儿童房间隔缺损封堵术[J]. 临床心血管病杂志,2003,7(19):416-419.

56. 桂永浩,薛辛东. 儿科学[M]. 北京:人民卫生出版社,2015.

57. 中国康复医学会儿童康复专业委员会. 中国脑性瘫痪康复指南[J]. 中国康复医学, 2015,30(7):747-754.

58. 马秀伟,封志纯. 脑瘫诊断面面观[J]. 中国儿童保健杂志,2014,22(1):41-44.

59. American academy of pediatrics, committee on quality improvement and subcommittee on attention -deficit/hyperactivity disorder. ADHD: clinical practice guideline for the diagnosis, evaluation, and treatment of attention-

deficit/hyperactivity disorder in children and adolescents［J］. Pediatrics，2011，128(5)：1007-1022.

60. 邹小兵. 与你同行：自闭症儿童家长必读［M］. 北京：人民卫生出版社，2013.

61. 温. 孤独症谱系障碍：家长及专业人员指南［M］. 孙敦科，译. 北京：华夏出版社，2013.

62. 段恕诚，刘湘云，朱启镕. 儿科感染病学［M］. 上海：上海科学技术出版社，2003：578-581.

63. 中华医学会肝病学分会，中华医学会感染病学分会. 慢性乙型肝炎防治指南(2015更新版)［J］. 中华肝脏病杂志，2015，23(12)：888-904.

64. 中华医学会儿科学分会免疫学组. 儿童过敏性紫癜循证诊治建议［J］. 中华儿科杂志，2013，51(7)：502-507.

65. 吴小川. 儿童过敏性紫癜循证诊治建议解读［J］. 中华儿科杂志，2013，51(7)：508-511.

66. 曹兰芳，蔡宇波. 小儿常见风湿病诊断标准［J］. 实用儿科临床杂志，2010，25(9)：697-698.

67. 全国儿童风湿病协作组. 儿童风湿病诊断及治疗专家共识(二)［J］. 临床儿科杂志，2010，258(10)1089-1094.

68. 黄绍良，陈纯，周敦华. 实用小儿血液病学［M］. 北京：人民卫生出版社，2014.

69. 万德森. 临床肿瘤学［M］. 第3版. 北京：科学出版社，2010.